RESSIGNIFICANDO-SE
COMO MULHER NO PARTO

RESSIGNIFICANDO-SE
COMO MULHER NO PARTO:

A EXPERIÊNCIA DA MULHER QUE PARTICIPA DOS MOVIMENTOS SOCIAIS PELA HUMANIZAÇÃO DO PARTO.

Autora
Dr.ª Míriam Rêgo de Castro

Coautoras
Prof.ª Dr.ª Maria Luiza Gonzalez Riesco
Prof.ª Dr.ª Margareth Angelo

© 2019, por Míriam Rêgo de Castro
© da edição 2019, por Crivo Editorial

Edição: Haley Caldas e Lucas Maroca de Castro
Capa: Lila Bittencourt
Ilustração da capa: Andrezza Caroline Cardoso e Silva
Revisão e leitura sensível: Amanda Bruno de Mello
Projeto Gráfico e Diagramação: Luís Otávio Ferreira

Dados Internacionais de Catalogação na Publicação (CIP) de acordo com ISBD

C355r   Castro, Míriam Rêgo de

Ressignificando-se como mulher no parto: experiência da mulher que participa dos movimentos sociais pela humanização do parto / Míriam Rêgo de Castro ; coautoria de Maria Luiza Gonzalez Riesco, Margareth Angelo. - Belo Horizonte : Universo & Cidade, 2019.
104 p. ; 14cm x 21cm.

Inclui bibliografia e índice.
ISBN: 978-65-5043-005-4

1. Parto. 2. Humanização do parto. 3. Movimentos sociais. 4. Parto natural. 5. Gravidez. I. Riesco, Maria Luiza Gonzalez. II. Angelo, Margareth. III. Título.

2019-1505
CDD 618.45
CDU 618.4

Elaborado por Vagner Rodolfo da Silva - CRB-8/9410

Índice para catálogo sistemático:
1. Gravidez : Parto natural 618.45
2. Gravidez : Parto 618.4

Crivo Editorial
Rua Fernandes Tourinho, 602, sala 502
30.112-000 - Funcionários - BH - MG

www.crivoeditorial.com.br
contato@crivoeditorial.com.br
facebook.com/crivoeditorial
instagram.com/crivoeditorial
https://crivo-editorial.lojaintegrada.com.br/

9		PREFÁCIO
13	1	A ESCOLHA PELA ENFERMAGEM OBSTÉTRICA E PELO TEMA DA PESQUISA
23	2	COMO A PESQUISA FOI REALIZADA E SOB QUAIS ESTRUTURAS E CONTEXTOS
35	3	UM DESENHO DOS RESULTADOS ENCONTRADOS: A EXPERIÊNCIA DAS MULHERES
37	4	ROMPENDO BARREIRAS EM BUSCA DE UMA EXPERIÊNCIA DE PARTO NORMAL
57	5	CONQUISTANDO O PROTAGONISMO NO PARTO
75	6	RESSIGNIFICANDO A EXPERIÊNCIA
89	7	A RESSIGNIFICAÇÃO COMO MULHER
93	8	CONCLUSÃO
97		REFERÊNCIAS

Dedico este livro a todas as mulheres que participaram da pesquisa aqui apresentada e a todos os ativistas que lutam para transformar o mundo, mudando a forma de nascer.

PREFÁCIO

Convido vocês a conhecer ainda mais de perto o trabalho transformador, no mundo da enfermagem obstétrica, da Míriam Rêgo de Castro. Eu recebi como um presente esta oportunidade e tenho o privilégio de testemunhar a potência da sua fala e do seu estudo de doutoramento, que culminou neste livro, contribuindo para a vida de muitas mulheres que desejam o parto normal/natural.

Enfermeira obstétrica doce, angelical, ao mesmo tempo revolucionária e combatente pela luta da humanização do parto e do nascimento, não é de se admirar que alguém que está há cerca de 30 anos na atividade tenha produzido, ao longo do tempo, reflexões sobre sua competência e matéria, reunidas aqui neste ensaio. De antemão, afirmo: esperem ser surpreendidos por esta leitura. A capacidade que Míriam tem de observar e de traduzir subjetividades de diversos partos em estudo científico, em uma tese de doutorado, já diz por si só.

Eu posso dizer que a Míriam é um fenômeno, não só na enfermagem obstétrica ou na humanização, mas integralmente. Ela merece ser lida, reconhecida, conhecida pessoalmente, abraçada. Míriam, com seus conhecimentos, com sua paz angelical maiúscula, põe a mesmice por terra todo dia e encontra um jeito maravilhoso de acolher, entender e compreender quem busca atendimento com ela.

Sugiro, se você já passou por um parto ou se está se planejando, que preste atenção em seus pensamentos e sentimentos ao fazer a leitura, pois certamente irá se identificar ou irá visualizar o parto que planeja e a sua busca por ele.

Primeiro, foi publicado o livro *Histórias de Parto: um novo olhar sobre a experiência de parir*, fruto de um convite irrecusável que me foi feito e de uma parceria com a Equipe Bom Parto, coordenada pela Míriam. Ele retrata as experiências de parto das mulheres atendidas pela Equipe pelo olhar da própria protagonista, a gestante, a dona do seu parto, através de relatos que também registram a luta pelo parto humanizado. Em seguida, este livro, cujo conteúdo e embasamento é a tese de doutorado da Míriam.

Fiz a leitura seguida dos dois, e me deparo com a clareza e com o rigor científico palpáveis – afinal, trata-se de um estudo de doutoramento. Após trabalhar e ler intensamente os relatos do primeiro, este livro vem traduzir e explicar o que as mulheres vivem durante sua gestação, seus trabalhos de parto e seus partos. A atribuição de significados às situações experimentadas, às fases, aos momentos, às sensações e aos sentimentos vivenciados pelas gestantes e parturientes denota um trabalho brilhante e de excelência. A experiência de ler os relatos, de observar neles suas semelhanças, mesmo as vivências sendo completamente distintas, possibilitou perceber o afinamento, a conexão, a sensibilidade da Míriam, como pessoa e enfermeira, além de seu amor pelo que faz. Com maestria, ela soube interpretar, reconhecer, traduzir sua percepção ao lidar com gestantes, o ser humano que estava diante de si no pré-natal, no parto e no pós-parto. Míriam racionalizou, deu razão e sentido ao que as mulheres vivem quando grávidas, a seus anseios, medos, vontades. Isso, aliado ao método científico, permitiu o olhar para além do óbvio e do atendimento físico. Os livros se completam e se complementam. Com muita lucidez, assim como eu, os leitores perceberão que este livro revela quem ela é, e o tamanho do amor que a Míriam tem pelo que faz.

Ter o desejo de entender e compreender as mulheres, de transformar isso em tese, de desmitificar, de mostrar o tamanho do seu conhecimento de enfermagem é uma das provas da sua motivação e da sua dedicação. Somente quem busca entender o que acontece procura melhorar a si mesmo e ao mundo e a tudo ao seu redor. Em resumo, nas entrelinhas dos dois livros, podemos encontrar quem é a Míriam Rêgo de Castro e a sua essência!

A autora primeiramente se conectou com o que está vivo dentro de si mesma, mergulhou no caminho rumo ao seu próprio eu, para depois se conectar com o que pulsa dentro do outro. Uma ligação que torna a vida mais fluida e mágica, e que pode mudar a história de muitas mulheres, bebês e famílias, mudando a forma de nascer. A autora destaca a importância dos movimentos sociais e dos grupos de apoio como porta de entrada para o empoderamento materno e feminino para a conquista do tão desejado parto respeitoso e humanizado. Tal fato, como ativista, me faz lembrar que o caminho da mulher que participa dos movimentos sociais e dos grupos de apoio pelo parto humanizado não é o mais fácil, o mais rápido. Buscar um parto respeitoso, no contexto brasileiro, retira a mulher da sua zona de conforto, pode gerar frustrações e sentimentos ambivalentes.

Essa busca de cada mulher compõe um movimento para mudar ativamente o cenário obstétrico do país, uma luta de muitas para todas.

A enfermagem e a obstetrícia precisam de mais pessoas assim, prontas para acolher, ter esse olhar diferente, buscar compreender e também, junto com a gestante, se envolver na busca do que ela procura e ajudar a construí-lo, juntas. Míriam é aquela que luta junto e realiza o sonho de tantas, de inúmeras mulheres. A sua história é um pouco a história de cada uma e a história de cada uma é também a sua.

Deixo com vocês adiante a leitura, a deliciosa leitura de encontrar neste livro a história do seu parto, que já aconteceu ou que ainda acontecerá e que será uma construção. E como os dois livros têm tudo a ver, faz todo o sentido sugerir a leitura também do *Histórias de Parto: um novo olhar sobre a experiência de parir*!

Obrigada, Míriam, por este livro (e por tudo), eu vou abri-lo tantas vezes – necessárias! – e continuar a aprender, a cada nova leitura, um tanto contigo.

Desejo aos leitores da área da saúde que encontrem a beleza no caminho da humanidade e da humanização, que merecemos resgatar em todos nós.

Ludmilla Resende de Oliveira Prado
Organizadora do livro Histórias de Parto:
um novo olhar sobre a experiência de parir.

1
A ESCOLHA PELA ENFERMAGEM OBSTÉTRICA E PELO TEMA DA PESQUISA

Começo esta narrativa contando um pouco da minha trajetória até decidir estudar enfermagem e como me tornei enfermeira obstetra. Sou a terceira filha de um casal muito especial. Minha mãe é portuguesa e veio para o Brasil aos dez anos de idade, em 1946. Ela teve uma vida conturbada na adolescência. Conta que atravessou o Atlântico com sua mãe e suas duas irmãs no porão de um navio. Vieram encontrar meu avô, que não tive a oportunidade de conhecer. Ele trabalhava como fabricante de tapetes e saiu de Portugal para montar uma fábrica no Brasil, porém veio acompanhado de outra mulher.

Diante desse fato, o casal se separou e minha avó e suas três filhas continuaram a viver na cidade do Rio de Janeiro. Posso imaginar o quanto essa situação foi embaraçosa para essas mulheres, pois, naquela época, separação entre casais não era comum. Além disso, minha avó, minha mãe e suas irmãs tiveram que lutar bravamente para sobreviver, sozinhas, no Brasil, sem o apoio do meu avô e sem a presença de outros familiares.

Meu pai, assim como minha mãe, enfrentou inúmeros desafios na infância e na adolescência. Nasceu em uma família com condições financeiras desfavoráveis e seu pai faleceu após contrair tuberculose, em 1948. Aos 11 anos de idade, meu pai começou a trabalhar para ajudar no sustento da mãe e das três irmãs. Ele conta que morou na comunidade da Rocinha, trabalhou vendendo verduras, doces e picolés em diversos locais como a praia, a escola e o estádio Maracanã. Trabalhou até como auxiliar de coveiro, entre outros ofícios.

Apesar das condições desfavoráveis, meu pai e minha mãe estudaram e, quando cursavam o ensino médio no Colégio Municipal Washington Luiz, em Higienópolis, no Rio de Janeiro, começaram a namorar. Casaram-se em julho de 1961 e vieram morar em Belo Horizonte: meu pai passou em um concurso público e foi nomeado para trabalhar na capital de Minas Gerais.

Como mencionei, sou a terceira filha e nasci de parto normal, em 1965. Em quatro anos de casada, minha mãe já havia parido seus três filhos. Os diversos métodos contraceptivos a que temos acesso na atualidade ainda não estavam disponíveis naquela época. Posteriormente ao meu nascimento, ela iniciou o uso de contraceptivo hormonal e, três anos depois, inseriu um dispositivo intrauterino (DIU). Alguns anos depois, foi submetida à laqueadura tubária e à reconstituição do períneo. A laqueadura tubária é um método cirúrgico e definitivo de contracepção, em que é realizado um corte nas tubas uterinas, impedindo o transporte de óvulos e espermatozoides. Apesar de ser assistida por um obstetra do sistema privado, minha mãe não precisou se preocupar com a epidemia de cesarianas. Essa epidemia ainda não existia e as mulheres não eram submetidas à cesariana desnecessariamente, como nos dias de hoje. Ressalta-se que, na atualidade, a taxa de cesariana no setor de saúde suplementar (privado) no Brasil situa-se em torno de 80% dos partos, muito além da taxa recomendada pela Organização Mundial da Saúde (OMS). Por outro lado, minha mãe não conseguiu amamentar seus filhos por muito tempo. Nascemos na era do berçário e do leite de vaca, e ela não teve o apoio necessário para enfrentar as dificuldades e os desafios iniciais da amamentação.

A causa dessa epidemia de cesarianas na atualidade é multifatorial. No Brasil, destaca-se a medicalização social, a cultura do parto como um evento que significa risco e sofrimento, o medo da mulher de viver uma experiência traumática e violenta, a conveniência do agendamento da cesariana e a banalização dos seus riscos, dentre outras.

Diferente da história dos meus pais, minha infância e adolescência foram marcadas por experiências e lembranças alegres. Nasci e morei em Ipatinga, interior de Minas Gerais, mas por pouco tempo. Quando eu tinha quatro anos de idade, voltamos para Belo Horizonte e, desde então, moramos aqui. Desde os meus seis anos de idade, realizava atividade física regular. Dos onze aos dezesseis anos, integrei uma equipe de voleibol feminino e meu tempo era dividido entre estudar de manhã e treinar à tarde. Nos fins de semana, quando não havia jogos, participava das atividades do grupo de jovens da Igreja Nossa Senhora do Carmo.

Acredito que a história dos meus pais tenha influenciado fortemente minhas escolhas na adolescência. Sentia muito orgulho do esforço deles no enfrentamento das adversidades da vida e muito me sensibilizava o sofrimento humano, assim como os problemas sociais do país. Como integrava o grupo de jovens, em vez de ocupar meu tempo nos fins de semana com diversão, visitava instituições como creches, casas para idosos e hospitais. Tinha um enorme sentimento de compaixão pelas pessoas que encontrava nestas instituições.

Lembro-me também de sentir uma atração especial por bebês. Queria saber cuidar de bebês e adorava a ideia de saber dar banho em bebê. Como era a filha caçula e morávamos longe do restante da família, não convivi com crianças mais novas do que eu. Em 1980, vivi uma experiência muito agradável: uma tia se tornou mãe quando eu tinha 14 anos de idade. No meu aniversário de 15 anos, pedi a meus pais para fazer uma viagem de visita a esta tia no Rio de Janeiro. Queria ajudá-la a cuidar da minha prima, que tinha apenas três meses de idade. Não sei se ajudei ou atrapalhei, mas era período de férias escolares e lá fiquei por aproximadamente duas semanas. Aprendi a segurar um bebê, a ninar, trocar fraldas, a dar banho e a colocar para arrotar.

Nesse contexto, nasceu o desejo de estudar enfermagem. Nas visitas à Santa Casa de Misericórdia de Belo Horizonte, com integrantes do grupo de jovens, aos sábados à tarde, observava a atuação das auxiliares de enfermagem no dia-a-dia com os pacientes. Percebia o quanto este trabalho exigia intensa dedicação, mas era desvalorizado socialmente. No terceiro ano do ensino médio, parei de jogar voleibol e decidi fazer vestibular para enfermagem.

Quando eu mencionava minha decisão de estudar enfermagem, era costumeiramente questionada sobre o porquê de não estudar medicina. Respondia que, como enfermeira, me sentiria mais útil para os pacientes e para a sociedade, e que a enfermagem precisava de bons profissionais. Assim, aos 17 anos, iniciei minha graduação em enfermagem na Universidade Federal de Minas Gerais (UFMG), no ano de 1983.

Essa não foi uma decisão fácil. Vivi muitos conflitos internos durante os primeiros períodos do curso. Conversava muito com uma prima, que também cursava enfermagem no Rio de Janeiro, e compartilhávamos nossas dificuldades, anseios e expectativas. Meu coração e minha mente só se acalmaram quando iniciei um estágio voluntário no Hospital das Clínicas da UFMG, em 1985, e tive a oportunidade de atuar no Alojamento Conjunto e no Berçário. Adorei cuidar dos bebês nas suas primeiras horas de vida e também dos prematuros. A experiência reascendeu em mim a atração especial por bebês e o desejo de saber cuidar deles.

Ao longo da graduação em enfermagem, a área de saúde mental me despertou, igualmente, grande e real interesse, mas, como tive uma excelente oportunidade de fazer estágio em uma clínica de auxílio à amamentação, optei pelas mães e pelos bebês. A enfermeira que me orientou no estágio era especializada em amamentação e cuidados com o bebê e, sob sua influência, me apaixonei pelo trabalho da enfermagem na área materno-infantil. Formei-me em dezembro de 1986 e, logo após minha formatura, comecei a trabalhar como enfermeira na referida clínica de auxílio à amamentação. Em dezembro de 1988, saí da clínica e tive um novo flerte com a saúde mental, uma espécie de "recaída": comecei a cursar psicologia. Todavia, um ano de curso foi suficiente para repensar, desistir e perceber que minha paixão era mesmo a enfermagem na área materno-infantil.

Assim, iniciei minha trajetória profissional nesta área e nela permaneço até os dias de hoje. Trabalhei na clínica de auxílio à amamentação denominada Leite Meu; no banco de leite humano da Fundação Navantino Alves; no consultório de amamentação e cuidados com bebê denominado Bom Bebê e no setor de neonatologia e banco de leite humano do Hospital das Clínicas da UFMG. Nesse período, vivi minhas experiências pessoais de gestação, parto e amamentação. Casei desejando muito ser mãe, parir e amamentar. Após três anos de casada, aos 25 anos, engravidei e meu primeiro filho, Daniel, nasceu em 1991. Quando Daniel tinha quatro anos e meio, nasceu Felipe, em 1995.

Como usuária do setor suplementar de saúde no Brasil, fui submetida à cesariana, apesar da preferência pelo parto normal. Tive uma gestação saudável, fiz fisioterapia no intuito de me preparar para o parto, li livros clássicos de Frédérick Leboyer, Moisés Paciornick, Berry Brazelton e Maria Teresa Maldonado. Contratei um obstetra humanista que assistia partos de cócoras, mas isso não foi suficiente para eu conseguir parir. Amamentei meus filhos sem dificuldades e curti muito os primeiros anos de vida deles.

Hoje considero que, naquele tempo, eu não estava preparada para viver a experiência de parir, especialmente para aguardar o início espontâneo do trabalho de parto ativo e questionar intervenções médicas. Eu não era enfermeira obstetra e não tinha experiência com assistência a mulheres em trabalho de parto. Mas, certa estou de que todas as vivências foram importantes para tornar-me quem sou hoje. À época, fiquei com algumas interrogações sobre as intervenções que sofri no trabalho de parto. Essas interrogações, assim como algumas conversas com uma enfermeira amiga que trabalhava na maternidade do Hospital Sofia Feldman, provocaram em mim a necessidade de ampliar meus conhecimentos na área de obstetrícia. Após dez anos de profissão, com trinta e um anos de idade, decidi sair do banco de leite humano do Hospital das Clínicas da UFMG e começar a trabalhar em maternidade, na assistência pré-natal e ao parto.

Ao trabalhar na maternidade do Hospital Sofia Feldman e aprofundar meus conhecimentos em obstetrícia, compreendi que minhas experiências de parto poderiam ter sido diferentes. Esta constatação foi acompanhada de um sentimento de frustração, mas também da compreensão clara de que me faltaram informações, determinação e autonomia para decidir e fazer escolhas conscientes.

Tal sentimento – o de frustração – foi muito importante em minha vida profissional: ele desdobrou-se em processos e fomentou a coragem para realizar novos movimentos e, assim, hoje, entendo o que vivi, aceito e sinto gratidão por tudo. Claro é que minha experiência pessoal foi e sempre será minha grande motivação para trabalhar como enfermeira obstetra. Desde então, sou cada vez mais apaixonada pela minha atividade profissional. Desenvolvi, ao longo dos anos, a capacidade de escutar e compreender as mulheres, seus desejos, anseios e expectativas. Tenho como principal objetivo profissional prestar uma assistência qualificada e fornecer para as mulheres informações e cuidados baseados nas melhores evidências científicas disponíveis para que façam suas escolhas conscientes.

Trabalhei em algumas maternidades de Belo Horizonte e da região metropolitana. Iniciei também atividade docente em 1999. Por demanda das próprias mulheres, comecei a trabalhar com assistência de enfermagem obstétrica em domicílio em 2002 e integrei grupos de mulheres que apoiam a humanização da assistência ao parto. Minha experiência junto a esses grupos me fez perceber o quanto são importantes para ajudar as mulheres a se fortalecer e conquistar o que desejam na experiência da gestação e do parto. Percebi que este é um caminho potente para mudar a realidade do modelo de assistência obstétrica no Brasil, marcado por altas taxas de intervenções nos partos vaginais e de cesarianas desnecessárias. Essa é uma mudança provocada por demanda das próprias mulheres. Minha experiência nesses grupos suscitou questões investigativas que embasaram minha pesquisa que ora é apresentada neste livro.

Fiz o mestrado e o doutorado na área de obstetrícia, não apenas porque a vida acadêmica me exigiu, mas porque queria produzir um conhecimento capaz de contribuir para a melhoria das experiências de gestação e parto das mulheres. Quando iniciei minha trajetória no Hospital Sofia Feldman, trabalhei no projeto de implantação das doulas comunitárias na assistência às parturientes, em 1997. Entre 1998 e 1999, realizei uma etnografia com as parturientes que eram acompanhadas pelas doulas. Esta pesquisa foi objeto da minha dissertação de mestrado e denominou-se "Tendo uma pessoa do lado a gente fica muito mais forte, a dor até diminui!".

Em 2010, após uma sucessão de encontros com a querida professora Maria Luiza Gonzalez Riesco, nos quais conversamos longamente sobre minhas inquietações em relação às experiências de parto das mulheres, estruturei um projeto de pesquisa e fui selecionada pelo Programa de Pós-Graduação em Enfermagem da Universidade de São Paulo (USP). Em 2014, defendi minha tese de doutorado, intitulada "Ressignificando-se como mulher na experiência do parto: experiência de integrantes dos movimentos sociais pela humanização do parto", que embasa este presente livro.

A pesquisa foi realizada sob a orientação das professoras doutoras Maria Luiza Gonzalez Riesco e Margareth Ângelo, com os objetivos principais de:

- Compreender a trajetória de gestação e parto da mulher que participa de movimentos sociais pela humanização do parto;
- Compreender como sua participação nos movimentos sociais pela humanização do parto influenciou sua experiência de gestação e parto.
- Elaborar um modelo teórico explicativo da experiência de gestação e parto da mulher que participa de movimentos sociais pela humanização do parto.

Neste capítulo, falamos da minha história de vida, que embasou a escolha do tema da pesquisa que vamos abordar no próximo capítulo. Como foi apresentado aqui, esta escolha não foi feita ao acaso e nem por uma mera necessidade de obter titulação acadêmica. Neste caso, estou completamente engajada no tema de pesquisa escolhido, desmistificando a necessidade de neutralidade científica.

2
COMO A PESQUISA FOI REALIZADA E SOB QUAIS ESTRUTURAS E CONTEXTOS

A pesquisa desenvolvida neste livro foi pensada a partir do referencial teórico e metodológico da sociologia compreensiva, que permite compreender fenômenos sociais sob o ponto de vista de quem os vivencia, considerando o universo dos significados e da intencionalidade.

Optou-se pela abordagem sociológica do **interacionismo simbólico** e pela metodologia da **teoria fundamentada nos dados**, pois o fenômeno estudado situa-se no universo de significações, motivos, aspirações, atitudes, crenças e valores. Nota-se que os dados levantados – qualitativos – não são compreendidos por meio de mensuração, mas de uma abordagem interpretativa que valoriza a natureza ativa e reflexiva do sujeito abordado, sua subjetividade e singularidade.

O teórico Silva (1999) afirma que o símbolo é um conceito central do interacionismo simbólico, pois, quando o indivíduo compartilha sua perspectiva com o outro por meio de algum tipo de linguagem, a interação se processa e torna-se possível por meio do símbolo. Sem ele não há interação. O processo de interação e reflexão sobre si mesmo permite se perceber e se sentir no papel do outro.

A capacidade de assumir o papel do outro possibilita ao indivíduo enxergar a perspectiva de um terceiro, diferente da sua própria.

A interação é social e simbólica: assim, as ações de cada indivíduo têm significados tanto para quem age quanto para quem "recebe" a ação. A interação humana é mediada pelo uso de símbolos. As respostas às ações são baseadas nos significados atribuídos pelos indivíduos por meio da interpretação.

Multidões, grupos, organizações e comunidades são todos formados por indivíduos que interagem. A sociedade é constituída por indivíduos em interação e que se comunicam com símbolos. A estrutura social está ancorada nas ações individuais: a ação de cada indivíduo determina contextos para outros indivíduos, revelando-se sempre importante. É desta forma que os indivíduos se engajam em um processo de interação cooperativa e desenvolvem uma cultura, que, por sua vez, significa "consenso de grupo", concordância, objetivos, regras, conhecimento, entendimento, linguagem compartilhada e valores que emergem conjuntamente.

Pensadores como Carvalho, Borges, e Rego (2010) afirmam que o interacionismo simbólico é, potencialmente, uma das abordagens mais adequadas para analisar processos de socialização e ressocialização e também para o estudo de mobilização de mudanças de opiniões, comportamentos, expectativas e exigências sociais.

A *Grounded Theory* ou TFD (teoria fundamentada dos dados), conforme sinaliza o próprio nome, tem os dados como constituinte de sua base. Ou seja, a partir da análise de dados do fenômeno observado é que se originam explicações teóricas. Esse método de investigação de dados qualitativos possibilita ir além da simples descrição do fenômeno estudado, já que, por meio da criação de arranjos teóricos explanatórios, é possível produzir compreensões abstratas (independentes do tempo e do espaço) e conceituais da realidade (CHARMAZ, 2009).

Contexto da pesquisa: ONG Bem Nascer e Ishtar-BH

Dois grupos de apoio à humanização do parto foram identificados em Belo Horizonte em 2012: a ONG Bem Nascer e o Ishtar-BH. A ONG Bem Nascer foi fundada em 2001 por um grupo de profissionais de saúde e educação interessados em promover a cultura do parto normal e humanizado. Desde então, a ONG promove encontros gratuitos, por meio de rodas de conversa, em que gestantes e mulheres que já deram à luz, assim como seus parceiros ou outros familiares, relatam suas experiências, oportunizando troca de conhecimentos e informações, auxiliando na preparação para o parto, o puerpério e a amamentação. Promove também chá de bênçãos pré-natal e pós-parto, que são encontros em que as mulheres se unem para apoiar as que estão próximas ao momento de parir e as que já vivenciaram o parto. Participam também da ONG Bem Nascer profissionais de saúde ativistas da humanização do parto.

O grupo Ishtar-BH foi constituído em 2011 por usuárias dissidentes da ONG Bem Nascer, que se opuseram à vinculação de algumas ativistas a um grupo de médicos obstetras. Criaram, assim, o referido grupo, com ações mais direcionadas para as usuárias. O grupo Ishtar-BH realiza encontros com gestantes e chá de bênçãos pré-natal e pós-parto, no mesmo formato da ONG Bem Nascer.

As mulheres que frequentam ambos os grupos participam também de listas de discussão online, que contam com a moderação de doulas integrantes dos grupos. Os encontros, as rodas de conversa e os chás de bênçãos pré-natal e pós-parto de ambos os grupos são divulgados nas listas de discussão online, nos sites, blogs e no Facebook. Além da divulgação das atividades dos grupos por meio da internet, ocorre a disseminação por propaganda boca a boca, em que as usuárias divulgam as atividades umas às outras.

Como os dados da pesquisa foram coletados

Os dados desta pesquisa foram coletados por meio de **observação participante**, **entrevistas** intensivas e análise textual de **relatos de parto**.

Os encontros presenciais promovidos pelo Ishtar-BH foram objeto de observação do estudo. Por meio dessa observação, o pesquisador pôde entrar no mundo social dos participantes da pesquisa e atuar ativamente no processo de coleta de dados. Assim, observaram-se, de modo sistematizado, os diálogos, depoimentos, gestos e as interações das mulheres durante os encontros do Ishtar-BH. As observações, registradas no diário de campo, foram feitas nos encontros de julho e novembro de 2012, setembro e dezembro de 2013. O Facebook e a lista de discussão online Partoativo-BH também foram objeto de observação participante durante todo o período de coleta de dados, com acesso semanal.

No período de agosto de 2012 a outubro de 2013, foram realizadas seis entrevistas com cinco mulheres, sendo uma no período de gestação (outubro de 2012) e cinco no período pós-parto (agosto de 2012; fevereiro, abril, maio e outubro de 2013). Todas as entrevistas foram gravadas, sendo cinco realizadas de modo face a face e uma via Skype. A duração média de cada entrevista foi de uma hora. A mulher era convidada a fazer um relato **sobre sua experiência da gestação e parto, desde o momento em que se descobriu grávida.**

Como a análise dos dados na TFD é realizada simultaneamente à coleta, na medida em que estes foram sendo analisados, percebeu-se a necessidade de incluir questões analíticas na entrevista, contribuindo para a validação das categorias de análise.

As perguntas incluídas nas entrevistas foram: **Você considera que a mulher que participa do movimento e teve uma experiência negativa de parto tem espaço para continuar no movimento e contribuir? O que motiva a mulher a continuar no movimento após o parto?**

Além das seis entrevistas relatadas acima, foram, ainda, analisados 18 relatos de parto que as usuárias publicavam nos sites ou nas listas de discussão online dos referidos movimentos. Esses relatos são descrições minuciosas da trajetória de gestação e parto das usuárias.

A análise desses relatos foi realizada ao longo de todo o período de coleta de dados, de julho de 2012 a dezembro de 2013, fornecendo informações complementares às entrevistas e essenciais para o desenvolvimento das categorias teóricas.

Sobre as participantes da pesquisa

Quinze mulheres integrantes do movimento pela humanização do parto de Belo Horizonte participaram da pesquisa. Deve-se notar que uma das mulheres foi incluída no estudo na 36ª semana de gestação e acompanhada até o pós-parto. As demais mulheres foram incluídas no período pós-parto.

As iniciais do nome e do sobrenome das participantes foram utilizadas para identificar os trechos das entrevistas e dos relatos de parto que ilustram os resultados deste estudo, descritos em capítulo posterior. Quando uma participante forneceu dados de duas experiências, as iniciais foram complementadas pelos números 1 ou 2, indicando a cronologia do parto.

As 15 mulheres que participaram do estudo por meio de entrevistas e do relato de parto tinham idade entre 21 e 35 anos, 13 residiam na região metropolitana de Belo Horizonte e duas em cidades do interior de Minas Gerais. Todas dispunham de planos de saúde do setor suplementar (ao menos para consulta pré-natal); apenas uma não residia com o companheiro; e duas não tinham formação superior.

É importante ressaltar aqui que não ocorreram intercorrências clínicas ou obstétricas graves, que pudessem impactar na saúde física das mulheres que participaram da pesquisa e de seus respectivos bebês.

O quadro abaixo sintetiza algumas características das 15 mulheres que participaram da pesquisa:

Iniciais	Forma de participação	Idade no último parto (anos)	Profissão	Nº de filhos	História obstétrica
1 – RG	Entrevista no domicílio após o parto e 2 relatos	32	Enfermeira	2	Gestações a termo; 1 parto normal em centro de parto, pelo SUS, com uso de ocitocina; 1 parto domiciliar natural, sem intervenções
2 – VC	Entrevista no domicílio na gestação e após o parto	27	Estudante	1	Gestação a termo; 1 parto fórcipe em hospital, pelo SUS, com uso de ocitocina e analgesia, com remoção após tentativa de parto domiciliar
3 – MT	Entrevista no domicílio após o parto	21	Auxiliar administrativa	1	Gestação a termo; 1 parto normal em hospital, pelo SUS, com uso de ocitocina e analgesia
4 – FC	Entrevista no domicílio após o parto	28	Jornalista e sommelier	2	Gestações a termo; 2 cesarianas intraparto[1], pelo setor suplementar, com uso de ocitocina e analgesia
5 – RC	Entrevista via Skype após o parto e 2 relatos	24	Professora e doula	2	Gestações a termo; 1 cesariana intraparto, pelo SUS, com uso de ocitocina e analgesia; 1 parto normal pós-cesárea em centro de parto, pelo SUS, com uso de ocitocina

---

1   Cesariana que ocorre após o início do trabalho de parto.

Iniciais	Forma de participação	Idade no último parto (anos)	Profissão	Nº de filhos	História obstétrica
6 – GC	2 relatos	27	Pedagoga	2	Gestações a termo; 1 cesariana intraparto, pelo SUS, com analgesia; 1 parto domiciliar pós-cesárea, natural, sem intervenções
7 – DS	2 relatos	32	Psicóloga	2	Gestações a termo; 1 cesariana eletiva, pelo setor suplementar; 1 parto normal pós-cesárea em centro de parto, pelo SUS, com uso de ocitocina e analgesia
8 – EC	2 relatos	35	Bibliotecária	2	Uma gestação pré-termo e uma gestação a termo; 1 cesariana intraparto, pelo setor suplementar; 1 parto domiciliar pós-cesárea, natural, sem intervenções
9 – DP	Relato	33	Psicóloga e doula	2	Gestações a termo; 1 parto fórcipe em hospital, pelo setor suplementar, com uso de ocitocina, analgesia e episiotomia[2]; 1 parto normal em centro de parto, pelo SUS, natural, sem intervenções

---

2   Corte no períneo para "facilitar" a saída da apresentação fetal: cabeça ou nádegas.

Iniciais	Forma de participação	Idade no último parto (anos)	Profissão	Nº de filhos	História obstétrica
10 – LD	2 relatos	28	Psicóloga e doula	2	Gestações a termo; 1 parto normal em hospital, pelo setor suplementar, com analgesia e episiotomia; 1 parto domiciliar, natural, sem intervenções
11 – CR	Relato	31	Psicóloga	1	Gestação a termo; 1 parto normal em centro de parto, pelo SUS, natural, sem intervenções
12 – GM	Relato	32	Terapeuta ocupacional	2	Gestações a termo; 2 partos normais em hospital, pelo setor suplementar, naturais, sem intervenções
13 – GS	Relato	32	Advogada e socióloga	1	Gestação a termo; 1 parto normal em centro de parto, pelo SUS, com analgesia
14 – JS	Relato	31	Artista plástica	1	Gestação a termo; 1 parto domiciliar, natural, sem intervenções
15 – KB	Relato	27	Jornalista e doula	1	Gestação a termo; 1 parto domiciliar, natural, sem intervenções

Análise dos dados

Os dados foram analisados a partir das leituras sucessivas dos materiais coletados (entrevistas transcritas na íntegra, relatos de parto e registros das observações da pesquisadora). Na codificação, os dados das entrevistas e dos relatos de parto foram "quebrados", examinados e analisados palavra por palavra, linha por linha, incidente por incidente. A codificação possibilitou detectar e desenvolver subcategorias e seus componentes, que são os códigos mais frequentes ou que mais se destacaram. Além disso, os códigos foram utilizados para analisar minuciosamente novos dados, indicando quais temas deveriam ser investigados na coleta subsequente.

Ainda nessa etapa da análise, foram redigidos **memorandos**: anotações analíticas preliminares sobre os códigos e as comparações. A comparação dos dados e a redação dos memorandos possibilitaram a **categorização analítica**. Para tanto, as subcategorias e seus componentes foram agrupados por similaridades ou diferenças. Nesse processo, as categorias analíticas, que inicialmente são provisórias e experimentais, foram nomeadas e renomeadas. Para preencher as lacunas identificadas, buscaram-se novos dados nos relatos de parto.

Mediante análises sucessivas, foram desenvolvidas relações entre as subcategorias e categorias, que geraram um **modelo teórico** ou **categoria central** da experiência de gestação e parto das participantes da pesquisa.

Ao final do estudo, a categoria central foi validada por três participantes, mediante reunião com a pesquisadora, com apresentação e discussão da representação gráfica do modelo teórico.

Aspectos éticos

As mulheres participaram voluntariamente do estudo, mediante entrevista e relato de parto, e assinaram o Termo de Consentimento Livre e Esclarecido, garantindo-se o cumprimento das questões éticas da pesquisa que envolve seres humanos. Além disso, foi solicitada autorização à coordenação do grupo Ishtar-BH para a realização da observação participante nos encontros com as mulheres. Vale ressaltar que todas as mulheres aceitaram prontamente participar do estudo, colocando-se permanentemente à disposição para fornecer informações durante a pesquisa.

O projeto foi aprovado pelo Comitê de Ética em Pesquisa da Universidade de São Paulo, conforme a Resolução nº 196/96 do Conselho Nacional de Saúde.

3
UM DESENHO DOS RESULTADOS ENCONTRADOS: A EXPERIÊNCIA DAS MULHERES

A análise dos dados culminou na construção de três categorias analíticas representadas na figura-síntese abaixo.

3 Categorias

- Rompendo barreiras em busca de uma experiência de parto normal
- Conquistando o protagonismo no processo do parto
- Ressignificando a experiência vivida

Os próximos três capítulos versarão sobre cada uma das categorias construídas.

4
ROMPENDO BARREIRAS EM BUSCA DE UMA EXPERIÊNCIA DE PARTO NORMAL

A primeira categoria criada tem por nome "Rompendo barreiras em busca de uma experiência de parto normal". Esta tem como elo estrutural *o processo de idealização da experiência do parto ao longo da gestação* pelo qual as mulheres passam. Esta categoria emergiu a partir de três subcategorias: "Engravidando e querendo ter parto normal", "Descobrindo um novo significado da experiência do parto" e "Preparando-se para o parto". Todo o processo vivenciado desde a descoberta da gravidez até os momentos finais da espera do parto é detalhado neste capítulo.

Engravidando e querendo ter parto normal

Descobrindo a gravidez e querendo ter o filho

A suspeita e a confirmação da gravidez são vividas com muita expectativa e emoção quando se trata de uma gestação esperada. Apesar de todas as alterações físicas e emocionais inerentes ao período gestacional, tudo é aceito pela mulher. A alegria de ter conseguido engravidar contagia as percepções e as interpretações da vivência inicial desta experiência.

Alterações físicas, como o atraso menstrual e as modificações na mama, e alterações emocionais, como uma sensação de certa estranheza, são os sinais que contribuem mormente para que a mulher suspeite da gravidez. É o exame de sangue, porém, que confirma sua suspeita.

Já a descoberta de uma gravidez inesperada, não planejada, em um "contexto de vida" não favorável pode causar um impacto significativo. A mulher se sente assustada, chocada, desesperada e até mesmo deprimida. Percebe que o fato "atropela" seus projetos pessoais e profissionais, em especial aqueles relacionados à parceria conjugal, ao planejamento dos estudos e do trabalho.

Porém, mesmo tendo uma gravidez inesperada e estando em circunstâncias desfavoráveis para viver a maternidade, é comum que os valores pessoais da mulher não "permitam" a decisão pela interrupção voluntária da gestação. Ela quer ter seu filho, apesar das consequências dessa decisão. Ao interagir consigo mesma, interpreta a realidade e faz sua escolha consciente, em acordo com seus valores pessoais, os quais também contribuem para o enfrentamento das dificuldades referentes à situação.

O compartilhamento da notícia da gravidez, sendo esta esperada ou não, é um momento vivido com muita expectativa e a reação dos demais integrantes da família torna-se, costumeiramente, um episódio marcante para a gestante. A manifestação de alegria e de apoio dos familiares fortalece a decisão de ter o filho e contribui para que a mulher lide melhor com a gestação. Esta é uma interação que estimula positivamente o enfrentamento das dificuldades da experiência da gravidez. Já a falta de apoio e a responsabilização exclusiva da mulher pela gravidez inesperada contribuem negativamente para a experiência, que é percebida e interpretada como uma transformação desgastante e tumultuada.

Quando eu saí do trabalho, eu comecei a ficar estranha. Eu não queria comer direito, só que eu achei que eu estava estressada. […] Todos os dias eu esperava minha menstruação chegar, e não chegava aí, é, fui fazer o exame. […] Deu superior a 10.000, quer dizer que eu estava supergrávida. […]. Contei para minha mãe, chorei muito. Minha mãe também foi uma mãe solteira. Ela mais ou menos que sabia o que eu ia passar. E ela falou: "eu não vou te recriminar, você é uma filha que sempre me deu orgulho. […] Filho é vida, a gente não tá lidando com a morte de ninguém, a gente tá lidando com uma vida que vai chegar, e ela vai ser muito bem recebida". Nesse primeiro momento, a minha mãe ficou muito mais feliz que eu. Porque eu estava desesperada! Eu tinha acabado de sair do trabalho, eu tinha largado a faculdade, o pai do meu filho simplesmente fugiu da responsabilidade, o quê que eu ia fazer?[…] Contei para ele em fevereiro, nós passamos por uma briga terrível, ele queria que eu tirasse o meu filho. […] Falei com ele, "não, isso não passa pela minha cabeça…" (MT)

O fato de a gravidez ser planejada ou não planejada influencia, obviamente, de maneira diversa, o estado emocional da gestante, mas não compromete sua mobilização para concretizar seus desejos relacionados à experiência do parto em si. O desejo pelo parto normal tem relação direta com as experiências de parto de amigas e mulheres da família, especialmente de mães e avós.

Tanto experiências de parto normal como as de cesariana, especialmente da própria mãe, positivas ou negativas, influenciam a mulher na escolha do parto que deseja ter. Seja para viver uma experiência semelhante, seja para viver uma diferente, essas histórias são suas referências. A percepção e a interpretação dessas experiências motivam a busca por mais informações sobre gestação e parto.

Aí, eu comecei a procurar médico e eu sempre quis ter o parto normal, mas não sabia nada, sabia que eu queria ter o parto normal, mas não sabia nem o porquê. Foi quando eu consultei com uma médica e eu perguntei o quê que eu podia fazer com antecedência pra ter mais chances, ela falou: "você não pode fazer nada, tem que esperar para a gente ver como vai ser". Aí eu achei... aquilo me pôs uma pulga atrás da orelha, pensei "não é possível né, ela tem que ter alguma coisa, que possa me preparar melhor para aumentar minha chance". Aí que eu comecei a pesquisar. (FC1)

Essas primeiras percepções e interpretações são de grande importância, uma vez que estimulam a busca por mais informações, fazendo com que a mulher amplie seus conhecimentos e descubra o mundo da humanização do parto.

Vivendo a experiência da gravidez

A gravidez é avaliada como uma experiência positiva especialmente quando, durante o seu processo, não ocorrem intercorrências clínicas. Porém, é sempre um momento crítico para a mulher, de transição, cheio de expectativas, cuidados e preocupações com o seu bem-estar e o do bebê. Importa lembrar que as vivências e flutuações emocionais têm maior peso na avaliação da experiência da gestação do que as intercorrências clínicas.

É saudável quando a mulher e os profissionais da saúde que a acompanham compartilham de uma mesma perspectiva: "a gestação não como uma doença, mas como um processo fisiológico e natural"; é ainda mais saudável quando valorizam essa realidade e não fazem um pré-natal somente em busca de doenças. Muitas vezes, a mulher possui a informação de que, assim como o parto, a maioria das gestações evolui sem intercorrências; logo, deseja ser cuidada sob esta ótica: a da naturalidade. Assim, quando os profissionais não compartilham esse significado, ela percebe e pode interpretar que seus direitos estão sendo negligenciados e desrespeitados.

> Eu tenho muito que agradecer a Deus. Eu tive uma gestação que eu não tive nada, nada, nada, não apareceu dor de cabeça, nada, minha gravidez foi muito feliz. O único problema foi realmente esse, com o pai do meu filho. (MT)

Outro aspecto relevante refere-se aos desgastes emocionais relacionados ao desejo ou à opção de ter parto normal. Quando este desejo não é compreendido ou compartilhado pelo parceiro e/ou pelos familiares da gestante, ela se desgasta, tentando se fazer entender. À medida que um novo significado do parto se revela para a mulher, ela deseja compartilhá-lo e enfrenta uma cultura divergente.

> Eu comecei a estudar e a compartilhar as informações. Aí, começou a guerra né?!, porque quem não está nesse contexto, acha que é bobagem, que tanto faz, parto normal ou cesárea. E a minha gestação toda foi meio tumultuada por isso. Eu ficava tentando provar para as pessoas que isso era importante, para pessoas que não estavam preparadas, que não iam entender nunca, aí foi muito desgastante a gravidez toda. (FC1)

Mudando o rumo do pré-natal em busca do parto normal

Com a constatação da gravidez e a afirmação do desejo de ter o filho, a mulher busca assistência pré-natal. Em geral, como usuária do sistema suplementar de saúde, inicia o pré-natal com o ginecologista que já a atendia em consultas de rotina. Ela acha que, para ter parto normal, basta querer, mas, ao manifestar seu desejo ao profissional, percebe que sua vontade não é suficiente, uma vez diversos empecilhos são postos.

Não é raro escutar do profissional que "hoje a mulher não precisa ter parto normal, não precisa sofrer, pois a medicina evoluiu". Escuta, outrossim, que somente ao final da gestação saberá se o parto será normal e que este só é possível caso não ocorram intercorrências. Percebe, com perspicácia, que o parto normal não é a regra, mas a exceção; e que a cesariana, que deveria ser uma exceção, tornou-se, no Brasil, a regra. Ela suspeita do excesso de cesarianas pela quantidade de puérperas pós-operadas que frequentam a sala de espera do consultório médico.

Além de concluir que o parto normal representa uma exceção, a gestante também percebe que a assistência obstétrica oferecida é padronizada e inclui intervenções de rotina, como a posição litotômica[3], a analgesia, a infusão de ocitocina e a episiotomia. Essas percepções provocam inquietudes na gestante, que se sente motivada a buscar mais informações.

> Iniciei o pré-natal com a médica com quem eu fazia os controles anuais, ela era muito boazinha, cheguei a perguntar para ela nas primeiras consultas sobre o parto, e ela falou que fazia parto normal, mas tinha que definir no final da gestação. [...] Eu sabia que poucas das mulheres que eu conversava no consultório, poucas ou nenhuma havia tido parto normal, a grande maioria ou quase todas havia tido cesárea e era uma coisa que me incomodava um pouco, a questão de que ela fazia muitas cesáreas. (RG1)

---

3   Decúbito dorsal com as pernas na perneira.

> Na conversa sobre intervenções como episiotomia, lavagem, tricotomia, Kristeller, entre outras, e do meu desejo de um parto de cócoras ou na água, ela me disse que nós, mulheres ocidentais, não temos períneo para isso: "isso é coisa de índio, que vive agachado e aguenta essa posição". (CR)

Diante dessa realidade, a mulher vivencia uma verdadeira peregrinação, na gestação, em busca de um profissional que possa atender seu desejo de parir, sobretudo quando é usuária do setor suplementar de saúde. Ela se consulta com muitos médicos até encontrar um favorável ao parto normal, ou opta por fazer pré-natal no SUS, apesar de ter acesso ao sistema suplementar de saúde.

Nessa busca, a mulher tem acesso a outros profissionais que compõem a equipe de assistência pré-natal, como psicóloga, nutricionista, enfermeira, enfermeira obstetra e fisioterapeuta, e se considera beneficiada por essa atenção multiprofissional.

> Percebi, já no primeiro encontro, que se eu continuasse com a ginecologista que eu estava, fatalmente eu cairia em uma cesárea desnecessária. Então, a primeira conduta que tive foi mudar de obstetra. (RG1)

> Senti muito mais acolhida no pré-natal do SUS do que no pré-natal do plano. Aqui no posto, a gente é atendida um mês por uma enfermeira e no outro por um clínico e, se acontecer alguma coisa, a gente é enviada para um obstetra. […] A enfermeira foi um anjo, a gente conversou muito. E tem uma equipe com psicólogo, nutricionista e fisioterapeuta. Todo mês tinha a reunião com elas, eu tirei muitas dúvidas, a psicóloga também me ajudou bastante. (MT)

Essa mudança na assistência pré-natal representa uma tomada de consciência da importância do seu papel ativo na experiência de gestar e parir. Ela interage com outras mulheres e com ela própria; percebe, interpreta e transforma sua realidade. Redireciona sua ação de acordo com sua avaliação. É como se ela "tomasse a rédea" da própria vida, ou seja, a mulher entende que a gravidez e o parto são dela e não dos profissionais.

A ação de romper com um profissional conhecido há muitos anos revela o protagonismo da mulher, sua autonomia, sua capacidade de assumir seus desejos e de fazer escolhas. Essas escolhas são determinantes para sua experiência de gravidez e parto.

Descobrindo um novo significado da experiência do parto

Descobrindo um novo mundo: os movimentos
sociais pela humanização do parto

O primeiro acesso da mulher ao mundo da humanização ocorre, na maioria das vezes, via internet, ao buscar informações sobre gestação e parto, motivada pelo desejo de ter um parto normal e pelas interações sociais que vivencia. Ao utilizar os termos "parto normal" e "parto natural" em sua pesquisa, conhece o termo "parto humanizado" e, por meio deste, acessa os sites e blogs dos grupos de apoio que compõem o movimento pelo parto humanizado. Ao interagir com mulheres e profissionais que participam deste movimento, a mulher conhece também o mundo da humanização. Nesse caso, o acesso pode ocorrer por meio virtual ou presencial, quando a mulher é convidada e aceita participar de rodas, encontros, cursos, eventos, exposições e manifestações sociais, entre outras.

Tais movimentos geram a oportunidade de ler e ouvir relatos de parto marcados por superação de dores, medos, traumas e frustrações; e também por conquista, satisfação, alegria, felicidade e prazer. Ela tem, ainda, a oportunidade de ver vídeos e fotografias de mulheres em trabalho de parto e parindo com expressões de felicidade e prazer.

Esses relatos e imagens causam um impacto, e a gestante se vê motivada a pesquisar sobre tais possibilidades: *como a mulher pode sentir dor e prazer simultaneamente durante a experiência do nascimento de um filho? O que é realmente um parto normal? O que é parto natural? O que é parto humanizado? Como o parto pode ser uma experiência positiva?*

A mulher acessa um volume significativo de informações, por meio de sites e blogs de grupos de apoio ao parto humanizado, de profissionais e instituições que prestam assistência humanizada, de listas de discussão virtual, de redes sociais, como páginas do Facebook, entre outras. Considera que descobriu um novo mundo, até então totalmente desconhecido. Ela reflete sobre as informações que acessa e, ao interpretá-las, identifica-se com o que descobre.

Nos encontros presenciais e nas discussões virtuais, a mulher sente-se motivada a conhecer maternidades que adotam um modelo de atenção humanizada ao parto e ao nascimento. Conhecer essas instituições contribui para que compreenda o novo significado do parto que está se revelando. Essa nova realidade se contrapõe ao significado simbólico do parto normal como sofrimento. Neste contexto, o sofrimento no parto passa a ser entendido como fruto da violência obstétrica, em que a mulher é submetida a intervenções danosas, que intensificam a dor e não são respaldadas por evidências científicas.

Esta nova realidade se contrapõe, igualmente, à construção simbólica do "parto natural como um risco para o bebê". A mulher descobre a importância do parto normal para a maturação final do pulmão do bebê; a importância do contato precoce e pele a pele entre a mãe e o recém-nascido; a recepção do bebê sem intervenções desnecessárias, em ambiente tranquilo, acolhedor e, ao mesmo tempo, seguro.

Engravidamos em um furo de tabelinha, programado inconscientemente, depois de quase um ano de casados. Uma hora depois de pegar o resultado do exame, entrei na internet, no Google, e digitei parto natural. Entre as coisas que li, descobri o termo "parto humanizado" e então repeti a pesquisa com o novo termo. Só aí descobri que o parto normal havia se tornado raridade no Brasil, e que, quando acontecia, não era tão normal assim: mulher deitada, cortada, raspada, anestesiada, sozinha. (GC1)

Eu achava que eu ia chegar ao pré-parto do Hospital X e ia ver uma sala cheia de mulheres gritando, pedindo socorro, pedindo pelo amor de Deus para aquilo acabar. Quando eu cheguei lá, eu vi um hospital silencioso, tranquilo. Eu achei aquilo maravilhoso. Aí que eu fui começar a entender o que era parto normal. [...] Descobri nos grupos o que é violência obstétrica, descobri o que a minha mãe passou quando eu nasci. (MT)

A experiência do parto é simbólica; por meio da interação com mulheres que integram o movimento social pela humanização do parto, a gestante se aproxima de uma realidade até então desconhecida: o parto pode ser uma experiência natural, de superação, fortalecedora, prazerosa, maravilhosa e única. Ela interpreta esta realidade, confere-lhe sentido e a ela atribui um significado.

Ler e ouvir relatos de parto de mulheres que tiveram experiências fortalecedoras toca profundamente a gestante, que, ao interagir com essas mesmas mulheres, consegue se enxergar na experiência do parto. Ela passa, então, a desejar uma experiência similar àquela que ela interpreta como positiva. Além do parto, outros conhecimentos atraem a gestante, como a evolução da gravidez e a amamentação.

Este universo da humanização do nascimento desperta na mulher uma consciência crítica a respeito da medicalização do parto e traz alertas sobre os direitos em saúde. Ela conscientiza-se de que a criança tem o direito de nascer no seu próprio tempo, de modo respeitoso e tranquilo. Percebe que, para viver uma experiência de parto normal com o significado de superação e prazer, precisa ser ativa, ou será refém dos profissionais de saúde. Tem que estudar, se informar, questionar os profissionais e suas condutas, lutar e romper barreiras.

> Apesar de ter sido estimulada pela enfermeira e pelo médico, foi ouvir de outras mulheres que a experiência de parto poderia ser maravilhosa e única que me fez desejar também ter aquele momento. [...] Ouvindo aquelas mulheres, eu falei: "gente, como o parto pode ser diferente". Eu descobri que um parto poderia ser realmente humanizado. Eu não sabia que existia essa possibilidade, isso tudo pelos relatos das outras mulheres. (RG1)

> Quando uma amiga nos ouve falar do parto como uma experiência de prazer e superação, ela também passa a desejar isto para si. Quando falamos para a grávida do nosso lado que não tivemos episiotomia, ela descobre que também não precisa ter a vagina cortada. (GS)

Fortalecendo-se em grupo para remar contra a maré

A experiência de ser ativa no parto inicia-se na gravidez: enfrentando as barreiras para ter o parto normal. A mulher, assim, toma consciência de que não é fácil, sobretudo no Brasil, onde esta modalidade de parto não é oferecida rotineiramente pelos serviços de saúde, especialmente pelos privados. Ela tem que buscar e construir o caminho que vai possibilitar a experiência de parir.

O significado do parto como sofrimento para a mãe e risco para o bebê é compartilhado culturalmente. A mulher que deseja lutar para ter um parto normal sente-se discriminada e é considerada por familiares e amigos como louca, doida. Na maioria das vezes, a opção de ter o parto em casa, por exemplo, não é compartilhada antes do nascimento com familiares e amigos da gestante a fim de evitar comentários negativos. A mulher acaba por enfrentar uma realidade cultural diversa e contrária aos seus desejos e aos seus anseios.

Considerando-se que a gestante está em processo de empoderamento, ao interpretar essa realidade como uma batalha ou uma luta, ela redireciona sua ação para se poupar e se proteger. Ela não comenta que pretende ter parto natural, especialmente se pretende parir em casa ou se é usuária do setor suplementar de saúde e deseja parir em um hospital ou centro de parto do SUS que oferece assistência humanizada.

> Quando eu comecei participar das rodas, eu comecei a perceber que para ter um parto humanizado, ou cesárea só se necessária e bem justificada, eu teria que buscar isso muito, isso não seria oferecido de graça para mim, não seria me dada a oportunidade dessa escolha se eu não buscasse isso. (RG1)

> Não é fácil, por mais que você saiba, por mais empoderada que você esteja. Acho que você tem que ser muita leoa pra lutar contra tudo, ir contra a maré e estar sozinha nisso tudo. [...] Eu não comento que eu vou parir em casa, que eu pretendo parir em casa, vão me chamar de louca, inconsequente, essas coisas. (VC)

Ao mesmo tempo, as experiências e os relatos das mulheres dos movimentos pela humanização do parto motivam a gestante a lutar pelo parto normal. Ao escutar experiências positivas, a gestante se sente estimulada, animada, empolgada. Ela sente que não está sozinha, que muitas mulheres têm desejos afins e conseguem realizar o sonho do parto normal.

A interação com as mulheres do movimento e o compartilhamento dos desejos afins, dos medos e das expectativas fazem com que a mulher se sinta à vontade, se empodere e se fortaleça nos seus propósitos. Elas unem forças em prol do parto e do nascimento mais humanos, mais dignos, mais respeitosos. Enfim, os movimentos sociais são fundamentais no encorajamento da gestante, eles "dão força para remar contra a maré".

> Lembro-me que, em algum momento, frases lidas nos diversos relatos de parto, nas listas de discussões e nas conversas com as amigas cibernéticas foram importantes no meu processo de empoderamento. [...] Durante o trabalho de parto, revivi muitas falas. É como se eu me conectasse com todas as mulheres que passaram pela experiência de parir. É como se uníssemos todas as forças em prol de um nascimento cada vez mais humano, mais digno, mais respeitoso. (LD2)

> O grupo dá força para remar contra a maré, pois você não está sozinha, tem um cúmplice, porque para fazer o contrário tem demais, tem de sobra, né?! (FC2)

Assim, a mulher vivencia sentimentos contínuos de tensão e de conflito no processo de idealização da experiência do parto. Este contexto se ameniza quando, em seu processo interacional consigo mesma, ela enxerga maior sentido na experiência de superação e de prazer do que na experiência de sofrimento e de risco. Ela se identifica com o significado de superação e prazer da experiência de parir. Nesse contexto, ela participa das atividades dos movimentos, alimentando e fortalecendo sua crença antes de e durante sua experiência.

Preparando-se para o parto

Buscando conhecimento para se sentir confiante e se entregar

A mulher conscientiza-se da necessidade de confiar nela mesma, no seu corpo, para esperar o início do trabalho de parto e para se entregar ao processo de parturição. Quando ela tem essa confiança no próprio corpo e na sua capacidade de parir, sente-se segura e não tem necessidade de buscar muitas informações. Faz suas escolhas com mais tranquilidade.

Mas ela quer ler livros, pesquisar, estudar, ler e ouvir relatos de parto, pois o conflito e a tensão dos significados de superação e prazer *versus* sofrimento e risco continuam a existir, ainda que a gestante acredite nos significados positivos. Ela precisa interpretar mais objetos sociais a fim de fortalecer sua crença. Ela percebe também que o preparo emocional, cujo objetivo é a confiança em seu corpo, a confiança em sua capacidade de parir e de se entregar, é o mais importante para a experiência de parir.

> Então, comprei o livro do Ric Jones ("Memórias de um homem de vidro"). O livro chegou e eu estava com 37 semanas. Comecei a ler rapidamente, como se buscasse alguma resposta ali. [...] Li o capítulo da Madalena. Chorei compulsivamente com as últimas palavras do capítulo. Estava ali a resposta que eu tanto buscava: coisas da alma! Para quem não conhece o livro, este capítulo trata da his-

tória de uma mulher que teve cinco filhos em casa. Todos os partos muito rápidos e tranquilos. Vale a pena conhecer a história. Madalena foi, para mim, a chave que fechava todo o processo de decisão que eu estava vivendo. (LD2)

Nesse mundo do parto humanizado, as mulheres sempre falam: "você tem que confiar no seu corpo, você tem que confiar no seu corpo". Eu tenho que trabalhar isso, por um lado tive que aprender a confiar mais no meu corpo. (VC)

Outra questão fundamental é a escolha de um acompanhante no qual ela possa confiar. Como a mulher tem consciência da importância das companhias que contribuem com o seu sentir-se segura, ela escolhe, cuidadosamente, o acompanhante, em geral seu marido, sua mãe e/ou uma doula.

A preparação para o pós-parto integra, igualmente, o processo de preparo para a experiência do parto. Além da reorganização da casa para receber o bebê – arrumar o quarto, preparar o enxoval –, a gestante relata a importância da necessidade de se preparar, emocionalmente, para o período. Ela pesquisa e tem conhecimento de que este é um tempo crítico, de labilidade emocional, e o teme, uma vez que não sabe como serão suas reações e sua adaptação a esta nova realidade.

Escolhendo a equipe e o local do parto

Para decidir o local do parto e a equipe de assistência, a mulher, durante a gestação, visita instituições e conhece os profissionais. Este conhecimento, assim como as interações com as mulheres dos movimentos sociais, auxilia seu processo de escolha. Durante a busca, ela escuta opiniões diversas, percebe, sente, interpreta e, finalmente, define o que deseja.

Suas decisões são pautadas pela experiência que deseja viver, pela confiança que sente em sua capacidade de parir e de assumir riscos, pelo acesso aos serviços de que dispõe. Esse processo é mais tranquilo quando a mulher se sente segura de si e acredita no significado do parto como superação e prazer. Ela sabe o que quer, sente-se confiante e compreende essa escolha como necessária para viver a experiência de parto que deseja.

Entretanto, essas decisões podem não ser tão fáceis quando há muitos medos por enfrentar; quando o parto significa, para seu parceiro ou outros familiares próximos, uma experiência de sofrimento e risco. Ela vivencia conflitos e deseja o apoio dos seus entes queridos. Assim, a simbólica dicotomia do parto como superação e prazer *versus* sofrimento e risco permeia suas escolhas.

Além do local, a mulher, em geral, registra em seu plano de parto suas preferências sobre como quer ser assistida, a fim de compartilhar seus desejos, receios e preocupações com a equipe assistencial.

> Não tínhamos dúvidas quanto ao que queríamos: um parto humanizado, com o mínimo de intervenções e, claro, assistido pela atual equipe X. [...] Elaborei o plano de parto e tudo estava pronto para esperar o pequeno. Iríamos para o Hospital Z, na suíte de parto, no banquinho, sem intervenções desnecessárias, com o acompanhamento da doula. (GM2)
>
> Quando eu falei do Hospital X, ele (o médico) falou: "você é louca? Eles vão te matar naquele lugar, eles vão te deixar sofrendo, que não sei o quê". Virou para minha mãe e falou: "não deixa ela fazer isso não, porque é perigoso, eu já vi milhares de casos de bebê morrendo lá". Eu comecei a ver que ele estava falando comigo como se eu fosse uma

criança, que ele tivesse que decidir por mim. E eu não estava achando aquilo legal. [...] Quando a gente saiu do consultório, minha mãe falou assim: "nós vamos pegar dinheiro emprestado, nós vamos pagar para ele fazer o seu parto". Aquilo eu achei um absurdo! Porque não era aquilo que eu queria. [...] Quando eu saí de lá eu falei: "eu não volto mais aqui, não volto!" (MT)

Fraquejando no final da gravidez

A mulher tem conhecimento de que pode e deve aguardar o início espontâneo do trabalho de parto. Mas, no final da gestação, sente a pressão dos familiares e dos amigos, sente todas as emoções da espera do parto e sente-se enfraquecida. A mulher sente que "na teoria é lindo, mas na prática é difícil". Em geral, os familiares e conhecidos perguntam, rotineiramente, se o bebê já nasceu e se não está passando da hora, o que aumenta a expectativa da gestante.

Quanto maior o tempo de espera, mais difícil se torna a situação, em especial quando a gestação chega a 42 semanas. A mulher se sente enfraquecida em sua luta para parir. Chora toda manhã quando acorda e se dá conta de que não entrou em trabalho de parto. Afirma que controlar a emoção da espera do parto é como "segurar água com a mão". Ela vive uma tensão real: o risco iminente da necessidade de intervenção, uma vez que, na gestação prolongada, a placenta pode não funcionar adequadamente, gerando uma necessidade maior de monitoramento para assegurar o bem-estar fetal.

A sociedade brasileira enxerga o parto como um evento de risco. Criou-se, entre nós, uma crença de que a gestação não pode ultrapassar 40 semanas e que, ultrapassando-as, deve ser interrompida por meio de uma cesariana. Mais uma vez, a mulher que acredita no parto como uma experiência natural, de superação e prazer tem e terá que lidar com o significado cultural do parto como um risco.

> Chegou 42 semanas, e eu não tinha entrado em trabalho de parto ainda. Foi muito difícil, muito difícil. Eu achava que eu dava conta, mas não adiantava nada eu saber as coisas, eu não podia fazer nada, só tinha que esperar. Sabia de tudo, mas... (VC)

> Quanto mais tempo passava, meu filho podia fazer cocô na barriga e eu ter que fazer uma cesárea com indicação. Controlar esse tipo de emoção que eu não imaginava que eu ia sentir é como segurar a água com a mão. (VC)

> Aí, eu via aquele monte de mãe no babycenter. "Ah, já estou com 40 semanas, o bebê não nasceu, vou ter que operar". Eu tinha consciência do que eu queria e de que eu era capaz, mas aquilo enfraquece a gente. Falei com a doula: "olha, na teoria eu sei de tudo, eu li muito, eu sei do que eu sou capaz de fazer, mas eu estou... eu juro que eu estou fraquejando". (MT)

...

A figura abaixo é uma síntese do capítulo 4:

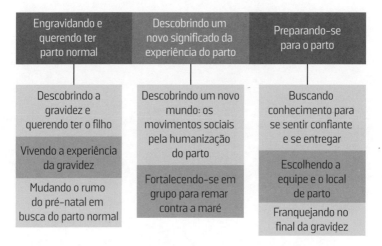

No processo de buscar o caminho que possibilita à mulher viver a experiência do parto que deseja, ressalta-se a importância dela encontrar dentro de si o significado dessa experiência, para que suas escolhas aconteçam em harmonia com este significado e cercadas de sentimentos que tragam segurança.

5
CONQUISTANDO O PROTAGONISMO NO PARTO

A segunda categoria analítica construída a partir dos dados, "Conquistando o protagonismo no parto", revela a experiência do parto por meio de duas subcategorias: "Sentindo e fazendo o parto acontecer" e "Enfrentando desafios durante a experiência". Todo o processo vivenciado, desde os primeiros sinais e sintomas do trabalho de parto até a amamentação no pós-parto, é detalhado nessa categoria por meio de suas subcategorias e componentes. Ressaltam-se as sensações, emoções e percepções da mulher, assim como os desafios enfrentados por ela durante a experiência.

Sentindo e fazendo o parto acontecer

Sentindo o corpo e as emoções do parto

O trabalho de parto possibilita à mulher a conexão com seu corpo devido à intensidade das sensações corporais e emoções que ela vivencia. Trata-se de uma experiência visceral. As sensações sinalizam, gradativamente, a evolução do seu processo de parto. A experiência sensorial é intensa e repleta de significados – que desencadeiam emoções –, os quais influenciam suas percepções e interpretações e direcionam suas ações.

Quando os sinais clássicos – contrações dolorosas, saída de tampão mucoso e perda de líquido amniótico – são pouco evidentes, pode ser difícil para a mulher reconhecer o início do trabalho de parto, e ela fica em dúvida. Ela se baseia nas referências que tem, mas, mesmo assim, pode se sentir confusa se, por exemplo, sua referência de dor for muito mais intensa do que a que está sentindo.

> De tempos em tempos, eu acordava sentindo cólicas e comecei a pensar: mas será que estou entrando em trabalho de parto? Lá pelas cinco horas, levantei e fui ao banheiro fazer xixi. E percebi um catarro, bem pequeno e claro. Não parecia com o tampão que tinham me descrito. Percebi que eu estava mais úmida, mas isso já estava acontecendo há mais ou menos uma semana. Deitei para tentar dormir, mas não consegui. Ficar deitada doía. Então, por curiosidade, comecei a anotar o intervalo entre as contrações e a duração também. Estavam de cinco em cinco, de seis em seis. O que me deixou muito na dúvida era a dor. Era uma dor totalmente suportável e nada parecia com aquelas dores horríveis que ouvi várias mulheres falarem. Em certo momento, eu espirrei e senti que fiquei muito molhada. Fui ao banheiro e senti uma pequena quantidade de água descendo pelas minhas pernas. Também não parecia com as descrições que eu tinha sobre rompimento de bolsa. Fiquei achando aquilo tudo muito estranho. (LD1)

As contrações mais intensas, frequentes e ritmadas indicam que o trabalho de parto se iniciou. No final do período de dilatação – fase chamada de transição, que ocorre ao final da fase de dilatação do colo e antes da expulsão do feto –, a mulher sente que precisa se entregar ao processo, se abrir e relaxar. É um momento crítico para ela. Pode sentir uma dor difícil de suportar, que irradia para a coxa, que imobiliza. Sente-se no limite, pode estar mal-humorada, feroz, sem lugar, "louca". Sente dificuldade para andar, agachar-se, acocorar-se. Não sente mais alívio com massagens nem com a água quente do chuveiro. Ela vocaliza sons, geme e grita.

Sente-se em um nível de consciência alterado, reconhecido como "partolândia". Neste nível de consciência, a mulher sente sua intuição aflorada e sua razão suprimida. É como se as funções do seu córtex primitivo estivessem aguçadas e as do seu córtex superior estivessem inibidas, como se estivesse fora de si. A mulher sente-se mais sensitiva e intuitiva, completamente entregue ao que está acontecendo em seu corpo. Neste momento, ela sente muito mais do que pensa.

A mulher não percebe que atingiu esse estado, ele simplesmente acontece, como se ela ficasse inconsciente, sem raciocinar e desconectada do mundo exterior, embora possa ter pequenos instantes de consciência e racionalidade. Atingir esse estado contribui para que ela consiga enfrentar todas as sensações e chegar ao período expulsivo. Focar no que está acontecendo em seu corpo e agir de modo intuitivo a protege. Como ela perde a noção do tempo, seu processo evolui sem que ela se dê conta.

> Gritando e chorando não, rugindo! Sim, como um animal totalmente fora do racional. Segundo meu marido, estava em transe, focada apenas naquele momento. Em piques de consciência eu dizia "estou gritando demais" (risos). (GM2)

Após vencer a fase de transição, a mulher sente-se forte e tem vontade de fazer força, vontade de empurrar o bebê. Sente como se seu corpo, sozinho, fizesse a força. Sente pressão no ânus e na vagina. Sente vontade de evacuar. Sente a cabeça do bebê descendo pelo canal vaginal. Percebe que essa força não está sob seu controle, ela vem de dentro, é involuntária. É impossível não fazer força nesta hora. Essa força involuntária é conhecida como puxo. Os puxos são qualificados pela mulher como loucos, intensos, lancinantes.

Assim, apesar de sentir as contrações com maiores frequência e intensidade na fase de expulsão, a sensação intensa do puxo e a certeza da proximidade do nascimento do filho possibilitam uma experiência de menor dor e mais prazer. É uma dor com significado e que dá sentido ao que está acontecendo. Diferentemente das contrações iniciais do trabalho de parto, esta dor traz energia e movimento. A mulher sente que precisa estar ativa, alerta.

> Foi a hora que eu percebi que ia dar certo, que começaram os puxos, aí eu falei: "nossa, agora vai, né?!"... que até lá, fica aquela sensação. Será que vai acontecer alguma coisa?... A hora que vieram os puxos, eu falei: "nossa, acabou, agora é comigo". Aí, eu voltei para mim, fechei os olhos e foi muito rápido, muito tranquilo, sem dor, o expulsivo é muito bonito, muito legal. (RC2)

> Uma força tomou conta de mim. Meu marido fazia força comigo durante as contrações e íamos ao embalo delas trazendo ele. A enfermeira disse: "Estou vendo a cabecinha dele, cabeludinho. Põe a mão aqui, sente o cabelinho dele". Que delícia, eu e meu marido sentimos. O êxtase ia, cada vez mais, tomando conta e trazendo nosso filho. (JS)

Logo após o nascimento, a mulher percebe que as dores desaparecem. Ao ver e pegar o filho, ela pode sentir seu cheiro, seu calor, sua pele, suas secreções e seu cordão umbilical pulsando. Percebe que seus sentidos estão aguçados. Ela sente-se invadida pelos hormônios, suas emoções são intensas e marcantes. Ela experimenta uma enorme euforia e uma mistura de sentimentos. É um momento único, e ela acha seu filho lindo, maravilhoso, uma obra divina. Todos esses sentimentos marcam o início da formação do apego entre mãe e filho. Ela não mais sente dor, mas alegria e felicidade.

Neste momento há, ainda, a saída da placenta. Porém, diante da intensidade das sensações e emoções do nascimento do bebê, esta saída provoca sensações e emoções muito menos significativas para a mulher. Ela reporta a saída da placenta, mas sua atenção está focada no filho e no seu desejo de segurá-lo, senti-lo, amamentá-lo e permanecer com ele em seus braços. Ela também deseja tomar um banho, se alimentar e descansar com o bebê.

> A dor acabou imediatamente. Acabou cansaço, fome, irritação, agressividade, enjoo. Senti uma euforia, uma felicidade mágica que não consigo explicar. Todo mundo sumiu. Éramos só nós dois. Todo mundo ficou embaçado. Senti o seu cheiro, que era o melhor do mundo e até hoje enche a minha boca d'água. (GS)

> Mais uma força divina, e ele pegou-a saindo de mim, como um peixinho, e me entregou. Aliás, eu praticamente tomei-a dele e coloquei no meu colo. Foi o momento mais maravilhoso da minha vida, impossível descrever. Olhar pela primeira vez aquela coisinha linda, cheia de vida, parte de nós dois, parecia um sonho. Ela mamou ainda na banheira, a placenta saiu logo em seguida, e eu não levei nem um pontinho sequer. (DP2)

Sendo ativa na experiência

A mulher que integra os grupos de apoio à humanização do parto mostra-se ativa na experiência de parir. Estar ativa significa ser a protagonista do processo, ou seja, reger o processo que acontece em seu corpo. Durante o trabalho de parto, experimenta posições diversas, como em pé, agachada, acocorada, ajoelhada, sentada na bola de Bobath, na banqueta de parto ou na perna do marido, "de quatro", entre outras. Caminha, apoia-se, dependura-se e se move de um lado para o outro. Se as contrações amenizam, consegue deitar-se e descansar, recompondo suas energias para continuar sua jornada de parir. Como ela tem referências de experiências positivas de parto, lembra-se dessas experiências, lembra-se de tudo o que leu e das conversas que teve e procura fazer o que sabe para favorecer a evolução do seu trabalho de parto.

A mulher utiliza métodos diversos e naturais para alívio da dor, o que contribui significativamente para lidar de modo mais tranquilo com a experiência do parto. Destacam-se, como os métodos mais eficazes para alívio da dor, as posições antálgicas e a utilização de água quente.

> Eu andava pela casa, sentia as contrações, às vezes acocorava, às vezes ia para a varanda tomar o ar da madrugada. Quando apertava, entrava no chuveiro. Depois, saía e ia caminhar. Andava do meu quarto para a área e voltava. Parava na cozinha, na copa e no corredor quando vinha uma contração. Respirava fundo, para baixo, ajudando a contração a fazer o seu trabalho. Nesse momento, tudo o que li, ouvi, falei sobre o assunto passava na minha cabeça como se fossem flashbacks. Mergulhei fundo no trabalho de parto e não vi a hora passar. (LD2)

> Meu marido e eu dançamos, nos abraçamos e beijamos durante o trabalho de parto. Tudo era diferente! Tinha som, cor, cheiro, olhar e pele diferentes. A ocitocina dominava todos os nossos sentidos... o hormônio do amor... sentimos a força do nosso amor. Meu marido estava ali; o macho diante de sua fêmea parindo. Ambos em defesa da cria... instinto e intuição... (DS2)

Em momentos críticos, como na fase de transição, ou quando é impedida de fazer algo que deseja, a mulher torna-se agressiva, brava, feroz, fala palavrão, chora e grita. Relata que não chora apenas por estar sentindo dor, mas "por tudo o que já sofreu na vida", pelas angústias, pelos medos e pela expectativa do nascimento do filho. Pede para o acompanhante se retirar do local do parto ou, ao contrário, não deixa o acompanhante sair de perto dela.

A mulher pede analgesia ou até mesmo cesariana. Se estiver com infusão de ocitocina, pede para diminuir o gotejamento, interromper a infusão, ou mesmo tenta arrancar o equipamento de infusão. Quando está em casa ou na casa de parto, pede para ir para a maternidade. Lembra-se das pessoas que a aconselharam a fazer cesariana e pergunta-se por que não optou pela cirurgia. Mas, de fato, nem sempre ela quer analgesia ou cesariana, apenas pede-as, pois se sente no limite e acha que não vai conseguir mais suportar as sensações. Simbolicamente, o que ela pede é ajuda e não analgesia ou cesariana.

> Creio que foi o ápice. Eu gritei um pouco, muitos gemidos, agachamentos e contorcionismos. Chorei muito, chorei com força, chorei por tudo que já sofri, chorei por toda dor, chorava desesperada. Pedi ao meu marido, várias vezes, para ir à maternidade. Graças a Deus, ele foi forte e resistiu. Fiquei um tempão no chuveiro. (JS)

No período expulsivo, a mulher procura uma posição para facilitar o nascimento do filho e toca sua cabecinha no canal vaginal. Ao segurar o recém-nascido no colo, a mulher confere seu sexo, conta seus dedinhos, sente-se segura por ele ser perfeito e estar bem. Quer saber a hora do nascimento. Amamenta ainda no quarto de parto e segue amamentando em livre demanda, pois acredita que, assim como seu filho soube a hora de nascer, sabe também a hora em que está com fome e em que deve mamar; isso significa liberdade para ambos, mãe e filho.

Recebendo apoio e orientação

Durante a gravidez e todo o processo do parto, desde as contrações iniciais até o pós-parto, a mulher é apoiada e orientada pelas integrantes dos movimentos sociais e também por profissionais como doulas, enfermeiras obstetras e médicos obstetras. Essas integrantes ajudam-na a fazer escolhas conscientes, baseadas em experiências que deram certo e em evidências científicas.

A interação com as integrantes dos grupos e com os prestadores de cuidados durante a experiência da gestação é muito significativa, pois ela estabelece uma relação de confiança com essas pessoas. Ao vê-las ou ter contato com elas, a mulher sente-se segura, renova suas forças para persistir em sua jornada, para manter-se firme no objetivo de parir o filho.

A mulher compara o apoio da doula ao apoio de uma mãe. Ela percebe a doula como alguém que acredita na sua capacidade de parir, que se doa e faz tudo o que pode para ajudar. Se ela está presente, a mulher não se sente só e percebe-se mais confiante. Ela entende que, se a doula está ao seu lado, sua chance de desistir do processo é menor. É como se ela precisasse subir um degrau e a doula lhe desse a mão como apoio.

Se a doula não está presente, seu acompanhante ou o profissional precisam desempenhar este papel para ajudá-la a acreditar que vai conseguir. A mulher interpreta o apoio dado pelos profissionais integrantes da cena do parto como estimulantes e animadores. Eles são comparados a anjos da guarda, são cuidadosos, protegem, fortalecem, incentivam e transmitem tranquilidade.

> A presença delas – doula e enfermeira – foi suficiente para renovar minha energia e me fazer recordar: "bebês nascem todos os dias, nós éramos fortes e daríamos conta, eu tinha sido feita para isso, milhares de mulheres já haviam passado pelo que eu estava sentindo e ainda passariam". (GS)

Enfrentando desafios durante a experiência

Lidando com dificuldades na experiência do parto

A experiência de parir é desafiadora e suscita a superação de limites inerentes ao processo. A mulher percebe dificuldades no processo de parir, mas parir é o seu objetivo, o que mais deseja. Uma dificuldade significativa e real dessa experiência reside no enfrentamento dos medos que ela gera.

O medo da dor do parto compõe o universo de medos da mulher, independentemente de já ter filhos. Quando se trata de sua primeira experiência, ela tem medo porque a dor é desconhecida: não sabe se vai suportar. Quando não é sua primeira experiência, pode também sentir medo, pois já se esqueceu de como lidar com a dor e sabe que cada parto é diferente e único.

Além do medo da dor, outros medos compõem o cenário da experiência do parto. Entre eles, destacam-se o medo de ter complicações, de necessitar de intervenções e, consequentemente, de não conseguir parir como havia planejado. Esses medos influenciam o processo, fazendo com que a mulher se sinta tensa, ansiosa e travada; podem, todavia, ser interpretados como motivadores e desafiadores, provocando o desejo de superação. Tais sentimentos descritos são reais e permeiam toda a experiência, desde a primeira percepção dos sinais de trabalho de parto até os momentos finais do nascimento e da saída da placenta.

A mulher percebe que alguns medos são inevitáveis, pois o parto é um evento imprevisível, imponderável, que não pode ser totalmente controlado por ela. Ela pode sentir-se frágil e vulnerável para lidar com tais medos ou, ao contrário, pode sentir-se forte e confiante.

Quanto mais a mulher confia em sua capacidade de parir, mais segura se sente para enfrentar os desafios desse processo. Sente que ter alguém ao seu lado para lhe transmitir apoio, tranquilidade e segurança ajuda a ampliar a confiança e a enfrentar os medos. Por outro lado, quando se sente sozinha, tudo parece mais difícil; nota-se que, em alguns casos, mesmo acompanhada, a mulher pode sentir-se sozinha. Ela sente falta de alguém para compartilhar não apenas os medos, mas todas as dúvidas, anseios, emoções, alegrias, conquistas e preocupações. Sente falta de um ombro amigo, de um apoio, de uma massagem confortante, de alguém para ajudar a aliviar sua dor e para dar uma palavra de incentivo.

> Aí quando eu entrei naquele quarto, que não tem nem lugar de sentar direito, o chuveiro apertado... Travou tudo, eu comecei a sentir muita dor, muita dor e o meu marido não sabia o que fazer, eu ficava no chuveiro, tentava todas as formas e não conseguia relaxar, fiquei me sentindo assim, sofrendo no parto, em vez de curtir o parto, sabe? A gravidez inteira sonhando em curtir esse momento, ficar bem relaxada, igual eu ouvi nos relatos que é uma experiência maravilhosa... Para mim, estava sendo um filme de terror. Aí o médico ficava lá sentado, esperando, ele não fez nada assim, ficava lá, sentado, esperando, tudo bem, fez exatamente o que eu esperava que ele fosse fazer. Só que

eu fui ficando sem saber o que fazer, eu não sabia o que fazer para melhorar a dor. Eu fiquei sentindo falta dele me orientar ou que tivesse alguém para me orientar ou para me consolar, para fazer massagem, alguma coisa, porque eu estava sozinha ali e eu comecei a ficar com medo. (FC1)

Lidar com a dor é um dos grandes desafios da experiência de parir. A mulher supera este evento com maior facilidade quando o trabalho de parto evolui rapidamente. Nesse contexto, ela avalia que parir pode ser dolorido, mas, como conquistou seu objetivo, sente-se realizada! O alívio completo da dor chega rápido, e o prazer e a emoção de receber o filho nos braços compensam todas as dores do trabalho de parto. Mas, quando a evolução ocorre lentamente e intercorrências acontecem, há mais dificuldade em lidar com os próprios limites e as próprias dores.

A mulher percebe que seu estado emocional influencia o enfrentamento das sensações desagradáveis. Quando cansada, ansiosa ou solitária, ela enfrenta maior desconforto físico. Ela nota a interferência desses fatores especialmente quando o trabalho de parto evolui lentamente. A longa duração do trabalho de parto dificulta o enfrentamento dos desafios, pois a privação do sono e o cansaço físico aumentam à medida que o tempo passa, e a energia física e a força arrefecem. Acresce-se a isso uma sensação de decepção, pois a realidade não corresponde à expectativa da mulher.

> Depois de um tempo que eu estava lá, chegou o médico e veio fazer um novo exame de toque. Eu estava com esperanças de estar com uns cinco centímetros de dilatação já, devido ao tempo e a duração das contrações. Fiquei super desanimada quando obtive a seguinte resposta: "Você está com quase quatro centímetros de dilatação". Como assim, quase? Depois de tanto tempo, eu estava com quase quatro centímetros... Nem eram quatro centímetros! Fiquei irritada

e pensei: "Se for nesse ritmo, não vou dar conta de chegar nos 10 centímetros". Já estava cansada. (LD1)

A mulher percebe que muitas informações, comandos e restrições ao seu comportamento também dificultam sua entrega. Ela sabe que precisa se entregar, mas fica tolhida, presa às informações que possui e às orientações. Apesar de as informações serem importantes no processo de idealização da experiência do parto durante a gestação, a mulher percebe que no trabalho de parto elas podem atrapalhar, principalmente se ficar raciocinando e calculando o tempo que falta para completar a dilatação, ou se ficar com medo de ser submetida a procedimentos que não deseja.

A mulher reconhece que ter fé e acreditar em um significado espiritual para a experiência de parir contribui para se entregar e enfrentar os desafios. Parece paradoxal para esta mulher ativa, forte e protagonista do processo se entregar e se deixar levar pelas sensações e intuições; mas ela percebe que é exatamente isso – as intuições e as sensações – que a protege de sofrer na experiência. Ela se informa para ter conhecimento, fazer escolhas e participar ativamente do processo, mas também para confiar em sua capacidade de parir, conectar-se com seu corpo e se entregar.

> Eu me preparei para todas as intercorrências que poderiam acontecer durante o trabalho de parto, mas eu não imaginava que eu ia ter um trabalho de parto tão longo, não imaginava que eu ia ter um pós-datismo, não imaginava que o bebê ia estar daquele jeito, [...] não imaginava que eu ia surtar daquele jeito por causa da dor. (VC)

> Não tem palavra maior para falar do que entrega. Se você pensar, você não consegue parir, você trava, e é uma coisa assim... O racional me atrapalhou. Eu li tantas vezes, tantas vezes que "a gente precisa se entregar" e eu não me entreguei, quantas vezes eu não ouvi meu corpo. (VC)

Preciso ressaltar que acreditar no mistério fez toda a diferença para que percorrêssemos esse caminho. Destituir-me do poder, de qualquer controle era necessário. Parece contraditório, quando, na verdade, o que se propõe é o nosso empoderamento. Senti-me mais perto da mulher, fêmea, mamífera, quando fui toda natureza. Entendi que, assim, não existe sofrimento. É racionalizar que faz sofrer. (DS2)

Lidando com intervenções no parto

Percebe-se uma insatisfação da mulher que participa dos grupos de apoio à humanização do parto com as diversas intervenções a que é submetida no trabalho de parto, pois seu objetivo é parir naturalmente, ou seja, sem intervenções ou com o mínimo possível destas. Ela tem informações sobre os riscos, teme pela necessidade delas e teme, especialmente, pela cascata de intervenções, quando uma intervenção incita outras.

A insatisfação da mulher com a intervenção está relacionada ao significado desta necessidade. Ela não apenas teme pelos riscos associados às intervenções, mas interpreta que seu corpo não foi perfeito o suficiente; que ela não foi capaz de parir naturalmente, ou seja, sem a ajuda dos recursos técnicos da medicina. Enquanto o apoio de uma doula pode significar um suporte para que seu corpo funcione perfeitamente, uma intervenção pode representar uma correção para o funcionamento inadequado do seu corpo.

Outro significado crucial para esta mulher reside no protagonismo da experiência. Ser a protagonista significa assumir um papel ativo, estar no centro do processo de parturição. Ela entende que tudo ocorre em seu corpo, assim, deseja ser consultada a respeito de qualquer intervenção e se sente violentada e traída quando é submetida a intervenções sem antes consentir.

Ela chegou, examinou e colocou o antibiótico, aquilo foi muito ruim, porque, né?! Já tinha uma veia puncionada. Aquilo já não me agradou muito, mas, na hora, eu estava entregue, né?! Então, aquilo fazia parte do procedimento, eu fiquei com o soro, me movimentava. Aí, 11 horas, ela fez um toque e viu que tinha progredido muito pouco, que tinha sido ruptura alta da membrana, sugeriu fazer amniotomia, e aí foi feito. Em torno de meia-noite, as contrações começaram a ficar bem fortes mesmo. (RG1)

A analgesia utilizada para alívio da dor no parto é a única intervenção realizada por solicitação da mulher. Ela deseja intensamente um descanso, sente-se no limite e não quer mais suportar o trabalho de parto. Ela tem conhecimento dos riscos associados a essa intervenção, mas precisa de um descanso. Sente-se triste por não conseguir viver o processo naturalmente, sem medicamentos analgésicos, mas não vê outra possibilidade no momento. Considera que já superou muitas dificuldades, não tem mais energia para prosseguir caso não descanse.

Se a analgesia é oferecida durante a contração, a mulher não hesita em aceitar. Por isso, em seu plano de parto, ela solicita que a analgesia ou qualquer outra intervenção não seja, sobretudo, oferecida durante uma contração.

Foi quando ele veio com a seguinte frase: "Você está com quase seis centímetros". E eu: "O quê?! Como assim?! De novo "quase"? Isso não é possível! Nem são seis centímetros!" Aí, eu descambei: "Doutor, eu achei que já estaria com sete centímetros. Já não estou aguentando de dor mais. Não está muito lento isso?! Agora não aguento mais. Quero a anestesia". Ele disse: "Ok! Vamos para o segundo andar" (andar dos partos). Quando eu estava indo (de maca), tive que escutar de uma enfermeira: "Ah, agora ela quer anestesia". Nem me dei ao trabalho de responder, pois a opinião dela pouco importava para mim. E o médico entrou no quarto e disse: "Você vai mesmo querer a anestesia?" Lembro que ele me fez essa pergunta durante uma contração e eu ainda consegui lembrar que no meu plano de parto estava escrito que qualquer decisão ou pedido meu deveria ser levado em conta apenas no intervalo da contração. Nunca durante a contração. Pois bem, diante dessa pergunta, na situação que foi feita, eu dei um berro: "Quero sim, rápido!". (LD1)

A intervenção mais temida pela mulher é a cesariana. A cesariana significa que ela não conseguiu parir e que o médico vai se encarregar de trazer o bebê ao mundo. Ela não participa, ativamente, do nascimento do filho, sente-se passiva, perde o protagonismo e entrega seu corpo para os profissionais. A mulher não deseja o nascimento de seu filho por cesariana, não consegue pensar em estratégias para evitar o procedimento e não se sente em condições de questionar a indicação. É vencida pelo medo, pelo cansaço e pelo desejo de que tudo termine. Acredita que fez as melhores escolhas e que, se a equipe está recomendando o procedimento, ele é realmente necessário. Ao mesmo tempo em que não consegue reagir, sente-se decepcionada, frustrada.

Durante a cesariana, como está anestesiada, sente apenas o bebê sendo retirado da sua barriga. Sente-se inerte e completamente excluída do processo. Não consegue ver o bebê nascer, pois há um pano separando seu tronco do local onde é feita a incisão no seu abdome; ela apenas escuta o choro do seu filho. Os profissionais conversam sobre assuntos diversos, alheios ao nascimento. Ela percebe que, para os profissionais, trata-se de apenas mais um bebê que nasce e mais uma mulher que está sendo operada naquele dia, naquele hospital.

Um médico veio me olhar pela primeira vez em quase 20 horas de trabalho de parto e disse que a cabeça do neném estava mal posicionada, que havia uma bossa próxima da testa dele e que, embora eu estivesse com quase nove centímetros de dilatação, para chegarmos em dez centímetros, demoraria muitas horas de acordo com o meu partograma; e que ele preferia não arriscar. Depois fiquei sabendo que o coração do bebê estava desacelerando... A soma de tudo isso significava uma coisa: cesárea. Eu fiquei atônita, olhei para o meu marido e disse: "Vamos". Minha mãe disse "Pensa no neném, vai ficar tudo bem". Eu não tive forças para discutir e esperar mais algumas horas, nem pensei em ligar para uma doula para tentar virar a cabeça dele, nada. Nunca quis cesárea, mas acho que fui vencida pelo medo e pelo cansaço. [...] Fomos para o centro cirúrgico, me sentia cansada e frustrada. A anestesia foi aplicada, eu me deitei e logo estava batendo o queixo de frio. Esta foi a única reação que tive à droga. Na minha frente, havia um campo verde, de modo que eu não via nada. Entramos para o bloco às 18h50min, às 19h07min (de 31/12), senti o médico puxando o bebê de dentro de mim e ouvi um choro doído, engasgado. Comecei a chorar, meu filho deixava meu ventre e eu não podia nem vê-lo, nem senti-lo. Entre soluços, pedi ao meu marido para olhar as horas e tentei ver meu filho, que estava sendo grosseiramente aspirado com cânula, estava roxo, tentando chorar. O médico, ironizando: "Chora daí que ele chora daqui". (RC1)

Lidando com a realidade do pós-parto

O pós-parto é um período crítico. Os movimentos sociais pela humanização do nascimento enfocam a preparação para o parto, experiência para a qual a mulher se prepara mormente, em detrimento do período pós-parto. Tudo é muito novo após o nascimento do bebê, especialmente quando é a primeira experiência de maternidade. A vida da mulher muda radicalmente e ela experimenta um período de adaptação.

A experiência de parto diferente da idealizada impacta negativamente no período pós-parto. A frustração afeta o bem-estar emocional da mulher, que sofre por não poder manifestar seu lamento pelo parto diferente do idealizado, pois o bebê está saudável e precisa dos seus cuidados. Ela sente que não é hora de se lamentar, apesar da sua frustração. Para as pessoas com quem interage neste período, em geral seus familiares, o tipo de parto não importa. O que é mais importante é que a criança nasça bem. Assim, a puérpera se sente dividida entre a frustração pelo parto ideal não alcançado e a alegria pelo nascimento de um filho saudável.

O cuidado com a criança, por si só, acarreta privação do sono, e isso também tem um peso significativo na avaliação da experiência pós-parto. No alojamento conjunto do hospital, a mulher refere-se à dificuldade para dormir devido ao choro dos outros bebês que estão na mesma enfermaria. Este é um grande desafio a ser enfrentado, especialmente quando ela já tem alguma dificuldade em lidar com a privação do sono. A criança pode demorar meses ou anos para dormir por toda a noite, e a mulher tem que se adaptar a essa nova realidade.

> Eu acho que eu me preparei muito para o parto e não me preparei muito para o pós-parto. Então, assim, foi muito sofrido o pós-parto no sentido dessa carga mesmo de acordar, ficar acordada. Eu sou muito dorminhoca, então, eu me preparei para ser um neném que dormisse. Aí, ele não dormia (risos), então foi uma fase de adaptação muito grande, assim, eu demorei muitos meses para conseguir me adaptar e entender que a minha vida tinha mudado mesmo. (RG1)

Dessa vez, os meus pontos inflamaram, eu fiquei um mês sentindo muita dor e saindo sangue, nossa, foi uma confusão, o pós-parto foi terrível, mas é aquele negócio, no momento era o que eu queria, sem pensar na consequência. Aí, ele fez cesárea, eu fiquei no hospital, o bebê mamou, com ele foi tudo tranquilo assim, não teve nenhum problema, nasceu bem, nasceu enorme, gordo, aí todo mundo fica "você não tem que reclamar, o seu neném está aí, firme e forte". E eu não podia nem lamentar, porque eu não tive um parto, né? Nasceu muito bem. Enfim, você não tem direito de chorar e nem de lamentar. (FC2)

...

A figura abaixo é uma síntese do capítulo 5:

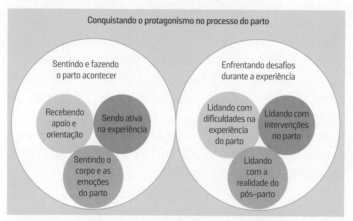

Um grande desafio para se conquistar o protagonismo na experiência do parto é sentir-se fazendo o melhor, independente do que aconteça. Com suavidade e ao mesmo tempo intensidade, que a mulher se sinta única, respeitada e totalmente presente na experiência. Assim, o mais importante não será o desfecho em si, mas a qualidade do processo vivenciado.

6
RESSIGNIFICANDO A EXPERIÊNCIA

Na terceira categoria construída, "Ressignificando a experiência", a mulher interpreta todo o processo vivido, do planejamento ao nascimento do filho, e identifica os fatores que contribuíram para ter tido ou não uma experiência de superação e prazer. Com base nas percepções resultantes do processo interacional consigo mesma, com seu bebê, com sua família e com as pessoas que participaram do seu processo de gestação e parto, compreende o significado dessa experiência em sua vida. Esta categoria é composta pelas subcategorias "Sentindo-se poderosa com a experiência de parir", "Lidando com a frustração por não parir" e "Contribuindo com a ressignificação cultural do parto".

Sentindo-se poderosa com a experiência de parir

Sentindo-se mais forte e capaz por ter conseguido parir

Quando a mulher consegue parir, sente-se feliz, em paz e realizada: sente que cumpriu um propósito. Ela rompe barreiras, luta e conquista seu objetivo. Experimenta um sentimento de empoderamento, de força, e sente-se capaz de fazer o que quiser. Sente-se orgulhosa e mais hábil para cuidar de si e do seu filho.

Ela vivencia dificuldades em todo o processo, enfrenta desafios e intervenções indesejadas, consegue parir e se sente vitoriosa. Compreende que parir não é fácil, mas é recompensador e prazeroso. Todos os sentimentos que afloram no parto e o nascimento da criança fazem desta experiência a mais importante de sua vida, marcam sua existência para sempre.

Superar-se e conseguir parir com prazer significa, simbolicamente, que a mulher tem um corpo poderoso, capaz e forte. Ela é ativa e conquista o protagonismo na experiência. Este significado se contrapõe à ideia da mulher frágil, submissa, incapaz e dependente. Ela vence essa prova e, de maneira simbólica, está em melhores condições para exercer a maternidade. Sente o parto como o apogeu da sua feminilidade, ou seja, esta é uma experiência importante não só como mãe, mas como mulher.

A mulher se supera, especialmente, quando tem uma experiência pessoal anterior de sofrimento ou menos satisfatória do que a experiência atual. Ela também se supera quando altera o curso de uma história familiar negativa, quando não reproduz ou repete a história do parto de sua mãe ou de outras mulheres da família. Ela supera a dor física e as dores emocionais. Neste processo, ela interage e encontra-se consigo mesma, se conhece, se desafia, se supera. Ela interage com as outras pessoas na cena do parto, mas o parto é seu: somente ela está parindo a criança.

> Com a chegada de minha segunda filha, me superei como mulher e como mãe, me sentindo mais forte e capaz de cuidar dela e do irmão, fechei um ciclo de parto iniciado no nascimento do meu primeiro filho. Aprendi sobre mim, sobre limites, escolhas. Foi muito bom experimentar o que eu defendo: o direito de bem parir, o parto respeitoso e protagonizado. Parir não é fácil, mas é recompensador! (RC2)

> Um amigo nosso comentou com meu marido: "Puxa, ela é macha pra caramba!", e eu fiquei com essa frase matutando na minha cabeça: "Como nossa sociedade fragiliza a mulher e a coloca como incompetente e incapaz de fazer algo que só ela pode fazer! Por que será que para parir assim, naturalmente, somos consideradas 'machas' e não 'fêmeas'?" O parto para mim foi o apogeu da feminilidade, uma experiência única. Vi Deus, literalmente, ao ver minha filha em meus braços. (CR)

Surpreendendo-se com a simplicidade do parto

O parto natural – sem intervenções – é percebido pela mulher como um evento regido pela simplicidade. Esta simplicidade contrapõe-se ao significado do parto como sofrimento e risco, ou seja, o parto por si só é um evento natural e não um episódio complicado, perigoso e que requer intervenções. A mulher que vivencia um parto natural – sem intervenções – interpreta essa experiência como empoderadora, pois a natureza do seu corpo manifestou-se de maneira plena.

Como ela enfrentou a dicotomia dos significados do parto – uma experiência de superação e prazer *versus* sofrimento e risco – e acreditou no significado de superação e prazer, ao ter uma experiência de parto natural, sem intervenções, a mulher confirma sua crença neste significado positivo. Viver a experiência faz toda a diferença, e ela mesma se encanta com a simplicidade do parto. Sente-se surpreendida ao perceber que seu parto foi mais perfeito do que idealizara.

> Quando minha mãe chegou, eu estava sentada na cama, com as pernas cruzadas (perna de índio), serena e feliz com minha princesa no colo. Ela simplesmente não acreditou: "Nem parece que você acabou de parir! Parabéns, minha filha, você conseguiu!" E, assim, passamos o resto do dia...

Parir pode ser tão simples, basta deixar a vida acontecer naturalmente. Confesso: eu me senti o máximo ao ver a cara de espanto de todos: "Sem anestesia mesmo? Mas não doeu demais?" E eu tranquila, amamentando minha cria. (DP2)

Um parto muito intenso, muito rápido – sem intervenções. Muito dolorido, sim. Mas, quem disse que dor é sinônimo de sofrimento? Diferente do que planejamos, ainda mais perfeito do que planejamos! (GC)

Lidando com a frustração por não parir

Sentindo sua identidade de mulher e de mãe ameaçada

Após trilhar caminhos tortuosos e romper barreiras durante a gravidez na busca por uma experiência de parto normal, a mulher que não consegue parir sente-se como quem "nadou um longo percurso contra a corrente e morreu na praia". Experimenta um sentimento de frustração por não ter alcançado seu objetivo.

No seu processo interacional, escutou, possivelmente, opiniões de familiares e amigos que consideram o parto um evento de sofrimento e risco. E, como não conseguiu parir devido a alguma intercorrência de risco relacionada a ela ou ao bebê, tem que interpretar e ressignificar sua experiência diante desta realidade. Enfrenta novamente esses familiares e amigos, que reiteram o significado do parto como sofrimento e risco. Além dessa interação com pessoas do seu entorno, está interagindo consigo, interpretando sua experiência e suas dores emocionais por não ter conseguido parir.

Sente-se feliz pelo nascimento da criança, mas frustrada pela via de nascimento indesejada. Sente que lidar com essa realidade é difícil, especialmente no pós-parto imediato. Ela fica dividida entre a felicidade pelo nascimento e a frustração pela via de nascimento indesejada. Quando seu companheiro está ao seu lado e compreende seu sofrimento, este é amenizado, mas, quando se sente sozinha nesta situação, torna-se mais difícil elaborar sua frustração.

Ela duvida da sua capacidade de parir, mas, quando visualiza a possibilidade de ter outra gestação e outro parto, aposta nessa nova oportunidade. Se não há esta possibilidade, sente mais dificuldade em lidar com a frustração. Neste contexto de identidade ameaçada, ela percebe que precisa elaborar a frustração de não ter conseguido parir, adaptar-se à rotina de cuidar do filho recém-nascido e adaptar-se à amamentação.

No caminho de ressignificar sua experiência, a mulher que não conseguiu parir pode experimentar um sentimento de frustração, de vergonha, de revolta e de perda da identidade como mãe e mulher. Porém, na evolução do seu processo interacional consigo, interpreta sua experiência, reconhece seus limites, compreende e aceita a realidade e dá sentido aos fatos. Sente-se frustrada e com uma lacuna em sua vida, mas atribui um significado à experiência e reconhece que o ocorrido tem um objetivo.

> Eu não queria nem amamentar. Eu fiquei revoltada. Porque eu acreditei tanto, eu lutei tanto, e defendi tanto isso e para mim estava dando tudo errado, eu falei: "Então eu não sirvo para isso, eu sirvo para fazer o que todo mundo faz". É lógico que eu não ia parar de amamentar, né, era uma revolta. Eu não tinha coragem de fazer isso – parar de amamentar. E eu pensei: "Se eu parar de amamentar, aí é que eu vou deprimir mesmo, porque eu vou sentir mais fracassada ainda como mãe". Hoje eu não consigo me encontrar na maternidade, parece que o meu mundo caiu, que tudo

que eu amava, tudo que eu fazia com a maior facilidade, agora eu não sei, eu estou me sentindo uma péssima mãe. E eu sinto que eu não tenho mais outra chance, que eu não quero ter mais filho. Eu fiquei perdida, será que eu sou... Será que eu consigo ser essa mãe que eu quero ou tem que ser do outro jeito? E eu queria muito viver isso, o parto era uma necessidade minha enquanto mulher, não só mãe. E aí, esse lado é que para mim está morto, sabe, junto com a cesárea morreu. Agora eu não consigo ser mulher nem mãe, eu estou vazia de sentimentos assim. (FC2)

Aí, achava que se tudo tivesse sido diferente, eu teria conseguido. Aí, os primeiros meses foram muito difíceis por isso, porque eu fiquei muito frustrada, fiquei me sentindo assim: nadei, nadei e morri na praia. E parece que confirmou o que todo mundo me dizia, que não era bem assim, que o médico que sabia. (FC1)

Eu fico feliz que uma cesárea tenha dado certo. Claro, não ia querer de forma alguma que complicasse. O que me deixa triste não é a cesárea. É o "não parto"! A cesárea é o "não parto". Fico triste porque a cesárea significa que a mulher deixou de viver sua sexualidade ativamente. Foi uma oportunidade a menos de experimentar o ápice dela. De sentir seu corpo funcionando perfeitamente. E cada uma que deixa de parir me faz lembrar como, para mim, isso deixou um espaço vazio. Eu fico feliz pelo nascimento do bebê, fico feliz porque a cesárea existe e salva vidas, quando bem indicada; fico feliz que ela dê certo, fico feliz que a mãe se recupere bem. Mas fico triste pelo "não parto". Não tem nada a ver com o sentimento do nascimento do filho! Quem me conhece sabe o quanto sou uma mãe amorosa, vibrante, feliz, emocionada, empolgada com minhas filhas. Sou uma pessoa feliz em todos os aspectos! O fato de ter ficado essa lacuna faz parte do meu amadurecimento e aperfeiçoamento como pessoa. É só mais uma das lacunas que existem na vida de qualquer pessoa, faz parte e não acontece por acaso. Tem um propósito, acredito muito nisso. (PA – nota do diário de campo)

Utilizando estratégias para compensar a frustração

Ter o filho nos braços é uma grande compensação para a dor e para a frustração que um parto vaginal a fórceps ou uma cesariana representam para a mulher que queria parir. O nascimento de um filho saudável que demanda cuidados exige que a mulher desempenhe seu papel de mãe. Ela não tem escolha: precisa ser mãe. Apesar da frustração por não ter conseguido parir e de todos os sentimentos advindos dessa experiência, como o de sentir sua identidade de mulher e de mãe ameaçada, ela precisa exercer a maternidade. Assim, ela sente-se provocada a utilizar estratégias que compensem sua frustração.

Ela percebe esta necessidade e interpreta sua realidade. Compreende que é necessário separar os eventos: "parto" e "nascimento", para que sua frustração por não ter conseguido parir não atrapalhe a alegria de ter um filho saudável de quem cuidar. Neste sentido, sente-se desafiada a compreender e a aceitar a história do nascimento do seu filho e a esforçar-se para exercer o papel materno da melhor forma possível.

Assim, ela deseja dar o melhor de si para seu filho. Quer se superar no exercício da maternidade. Sente-se desafiada a desempenhar seu papel de mãe com a mesma consciência crítica que fez com que rompesse barreiras em busca do parto normal. Amamenta o filho exclusivamente no seio, não lhe oferece chupeta, não oferece mamadeira nem alimentos industrializados, carrega-o no sling e evita a medicalização do cuidado infantil, entre outras práticas que integram a filosofia da "criação com apego".

Eu não tenho escolha: ou eu aprendo ou eu sofro; e agora eu sou mãe, tem alguém que depende de mim e assim, é muito difícil você separar o parto do nascimento. [...] Parece que tudo o que me faltou que eu poderia ter feito para o bebê no parto eu tento fazer agora, sabe, com criação com apego, tudo o que eu acredito que é o melhor para ele. Peço perdão para ele sempre quando eu me lembro de ter cobrado dele, por que ele não quis nascer em casa, por que ele demorou muito, por quê que ele não entrou direito na pelve, por que isso, por que aquilo. [...] Só que assim, eu recebi uma mensagem que falava que não era só a minha história, era a história dele também, e que ele precisava de mim agora, e eu não devia ficar daquele jeito que eu estava. E que ele veio para me ajudar. (VC)

Eu falei: "É, realmente, todo mundo tem razão, eu não tenho capacidade mesmo, não". Só que eu, aí, para compensar isso, eu fiz todo o resto para minha filha, eu abracei a causa da maternidade com todas as forças e eu vivi isso durante um ano e meio, praticamente eu era só mãe, sabe. [...] Eu não tive o parto que eu queria, mas pelo menos eu vou dar para a minha filha tudo o que ela precisa, merece, mesmo que seja difícil, que necessite de sacrifícios e tudo, eu vou fazer. (FC1)

Tendo esperança de parir em uma próxima experiência

A mulher percebe, interage com ela mesma, com seu bebê, com as pessoas que participaram do seu processo de gestação e parto, interpreta e compreende o que influenciou a sua experiência. À medida que compreende o contexto que determinou a realidade vivida e que aceita sua própria história, inicia o planejamento de uma próxima experiência.

Além de iniciar esse planejamento, manifesta, novamente, o desejo de superar-se. Quer sentir o que não sentiu, quer enfrentar os desafios que dificultaram o alcance do seu objetivo na experiência em que não conseguiu parir. Planeja fazer diferente na próxima gravidez. Tem esperança de conseguir parir e acredita que esta conquista irá ajudá-la a compensar sua frustração.

A mulher preocupa-se com a expectativa que está criando e com a possibilidade de ter que lidar novamente com o imponderável, mas percebe a necessidade de fortalecer seus desejos para não delegar a outros o seu parto. Precisa ser forte, ser a protagonista da sua história. Compreende a perda do protagonismo como uma das principais causas de sua experiência e traz para si a responsabilidade de não ter conquistado seu objetivo. Com esta consciência, e não apenas com a necessidade de compensar a frustração, tem mais esperança em superar-se.

> Durante algum tempo, tentei me enganar dizendo a mim mesma que eu fiz tudo o que podia para conseguir o parto normal, mas isso não é verdade. Faltou informação, faltou empoderamento, mas me faltou, antes de tudo, a mim mesma. A mulher, com fama de brava e de briguenta, deu lugar a uma mulher dócil e submissa. No evento mais importante da minha feminilidade, ao invés de agir como uma leoa, eu fui conduzida ao abatedouro como um cordeirinho. Acho que nunca vou saber se minha cesárea foi ou não realmente necessária. Acredito que os médicos fizeram o que julgaram ser o melhor para mim e minha filha naquele momento, mas não era o que eu gostaria. Será que não havia nada mais a ser tentado antes de se decidir pela cesárea? No final das contas, me restou uma série de questionamentos ainda sem resposta. Agora, percebo que esses acontecimentos serviram como aprendizado. A agitação durante a gravidez e a delegação do meu parto são erros que não pretendo repetir, claro, se for da vontade de Deus, que eu tenha uma nova chance. (EC1)

Acho que a cesárea me privou de ver meu filho sair, de senti-lo, de ver a placenta, cordão, de amamentá-lo mais rápido. Meu sonho de ter outro filho, agora, tem mais justificativa, pois, além de não querer filho único, quero ter a chance de sentir o que não senti [...]. Os médicos disseram que minha pelve é ótima, que posso e devo ter outro parto normal, natural. E terei, com ajuda de Deus. (RC1)

Contribuindo para a ressignificação cultural do parto

Interpretando e compartilhando a experiência

A experiência do parto muda significativamente a vida de uma mulher. Aquela que conquistou seu objetivo quer compartilhá-lo e ajudar outras mulheres a terem esta vivência exitosa. Ela tem ciência dos desafios enfrentados, sabe o quão maravilhosa é esta experiência e deseja que todas as mulheres vivenciem-na. Deseja que outras mulheres sintam-se poderosas como ela.

Aquela que não conquistou seu objetivo e está com sua identidade de mulher e mãe ameaçada tem maior dificuldade para compartilhar sua experiência, pois precisa interpretar sua realidade, aceitá-la e compreendê-la. Enquanto não aceita e não compreende o que viveu, não consegue compartilhar sua experiência. No seu processo interacional, pode sentir necessidade de recolher-se e afastar-se dos movimentos sociais. Por vezes, pode também querer interagir com as pessoas que estavam no seu trabalho de parto para que lhe auxiliem no processo de interpretação da experiência.

Quando consegue reconhecer e refletir sobre seus limites, quando consegue interpretar, aceitar e elaborar a realidade, a mulher ressignifica sua experiência e deseja compartilhá-la com outras mulheres. Compreende o que dificultou a conquista de seu objetivo e compartilha essas dificuldades a fim de que outras mulheres não tenham uma experiência frustrante como a sua. Ao ressignificar o que viveu, também compreende o que é imponderável na experiência e aceita a realidade com um sentimento de quem lutou muito para conquistar seu objetivo. Uma ajuda profissional, como a psicoterapia, pode ser um suporte relevante para a elaboração de sua experiência. Ela aproveita a oportunidade para uma reflexão profunda sobre a própria vida.

Assim, como a mulher compartilha sua experiência positiva para que outras tenham uma experiência similar, ela também compartilha sua experiência frustrante para que outras não vivam o que ela viveu, não passem pelo que passou, de modo a promover igualmente experiências de superação e prazer.

> Eu sabia, de outras datas, que a terapia me ajudaria a resolver várias questões da minha vida, mas o trauma do "não parto" foi o empurrão que eu precisava para cuidar da parte não visível de mim. O primeiro passo foi encarar a sombra. E como era feia... Eu precisava curar a alma, me perdoar pelas escolhas mal feitas, os erros cometidos na primeira gestação. Era urgente apaziguar meu coração. Me recolher um pouco e olhar para dentro me ajudou a me conhecer, me fortalecer e me preparar para o que viria. (EC2)

Querendo ajudar outras mulheres

A mulher que acredita no significado do parto como uma experiência de superação e prazer, independentemente de ter conseguido ou não viver essa experiência, deseja divulgar sua crença para outras mulheres. Acredita que parir com prazer é um direito da mulher e que ela pode contribuir para ressignificar, culturalmente, o parto, ajudando outras mulheres. Torna-se, muitas vezes, ativista de um movimento que mantém a circulação de informações que promovem o parto como um evento positivo; que possibilita à mulher ressignificar sua experiência.

A mulher compreende que existe uma estrutura social pautada no significado do parto como sofrimento e risco. Esta estrutura embasa a prática dos profissionais de saúde e o modelo de assistência ao parto oferecido nos serviços de saúde no Brasil. A mulher se sente mobilizada a alterar essa estrutura social. Ela compreende que cada mulher que ressignifica sua experiência é uma peça ativa nesse movimento capaz de mudar tal realidade.

> Creio que nós, mulheres, devemos lutar por partos cada vez mais dignos e acho que isso pode ser feito de diversas formas: partos domiciliares, equipes de parto humanizado, casas de parto e, agora, também tem mais uma opção: fazer valer nossos direitos em qualquer hospital, com qualquer médico. Nessa minha experiência, concluí que o trabalho da doula é fundamental, pois apesar de meu marido e minha mãe estarem preparados para me ajudarem (e terem ajudado muito), faltou alguém com experiência prática no assunto. Alguém que pudesse passar mais segurança. Talvez, uma boa luta seja exigir que os hospitais permitam, não só a presença do pai, mas também da doula durante o parto. (LD1)

...

A figura abaixo é uma síntese do capítulo 6:

Ressignificando a experiência vivida

Lidando com a frustação por não parir
- Sentindo sua identidade de mulher e mãe ameaçada
- Utilizando estratégias para compensar sua frustração
- Tendo esperança de parir em uma próxima experiência

Sentindo-se poderosa com a experiência de parir
- Sentindo-se mais forte e capaz
- Surpreendendo-se com a simplicidade do parto

Contribuindo para a ressignificação cultural do parto
- Interpretando e compartilhando a experiência
- Querendo ajudar outras mulheres

Ressignificar é olhar para a experiência vivida e dar a ela um novo significado, a partir de um processo de aceitação, interpretação e compreensão. Pode ser simples, pode ser desafiador, mas o mais importante é que se trata de uma grande oportunidade de aprendizado, crescimento e amadurecimento pessoal.

7
A RESSIGNIFICAÇÃO COMO MULHER

A análise das três categorias estabelecidas – "**Rompendo barreiras em busca de uma experiência de parto normal**", "**Conquistando o protagonismo no parto**" e "**Ressignificando a experiência**" – permitiu compreender a trajetória da gestação e do parto da mulher que participa dos movimentos sociais pela humanização da assistência. Esta análise e o modo como as categorias interagem possibilitaram identificar uma categoria central – "**Ressignificando-se como mulher na experiência do parto**" –, que revela como o significado atribuído pela mulher a esta experiência impacta sua existência.

Assim, a articulação da categoria central com as demais categorias e subcategorias permitiu a construção de um modelo teórico, apresentado na Figura 5, que explicita a experiência das mulheres. O diagrama ilustra o movimento da mulher de ressignificar-se na experiência do parto, participando de uma engrenagem capaz de ressignificar, culturalmente, o parto, na medida em que cada mulher que vive esse processo compartilha sua experiência e convida outras mulheres a participarem dos movimentos sociais pela humanização do parto e a optarem pelo parto natural.

Modelo teórico – Ressignificando-se como mulher na experiência do parto

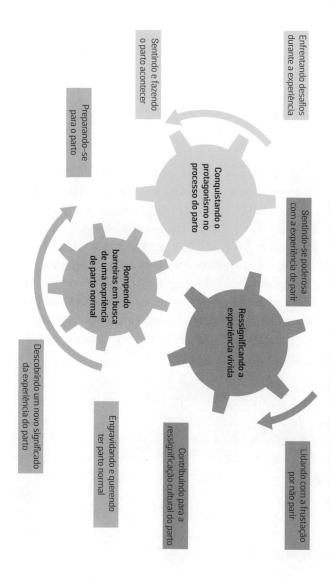

Durante a gestação, a mulher que participa desses movimentos define a experiência de parto que deseja viver e luta para conquistá-la, enfrentando uma cultura divergente. O primeiro acesso ao mundo da humanização ocorre, na maioria das vezes, via internet, na busca de informações sobre gestação e parto, motivada pelo desejo de ter um parto normal. Esse acesso também pode ocorrer através das interações sociais vivenciadas. A mulher inicia seu processo interacional com o movimento social pela humanização e é sensibilizada a trilhar um caminho para conquistar seu parto normal. Ao longo deste caminho, as experiências de parto de outras mulheres influenciam fortemente suas escolhas e revelam um significado do parto até então desconhecido.

Assim, a mulher descobre e acredita que o parto pode ser uma experiência saudável, fortalecedora e prazerosa, ainda que a sua significação cultural como sofrimento e risco seja forte na sociedade brasileira e que ela tenha de enfrentar a estrutura social que sustenta este significado.

Neste cenário, nossa teoria explicita que essa mulher não é passiva: ela luta e rompe barreiras em busca do parto normal, muda o rumo do pré-natal, estuda, pesquisa, enfrenta medos, enfrenta a espera do parto, fortalece-se no grupo para remar contra a maré e se prepara para protagonizar o seu parto. Ela se ressignifica: torna-se uma mulher que é ativa na gestação e que tem o potencial para ser a protagonista do seu parto, a fim de viver uma experiência fortalecedora.

Durante o parto, ela interage, redefine e age para conquistar seu objetivo, lidando com o imponderável e com os obstáculos que surgem. Experimenta um turbilhão de sensações e emoções, enfrenta o inesperado, percebe sua vulnerabilidade diante das sensações físicas, dos medos, dos anseios, das decepções, das privações e das frustrações.

Ela se ressignifica: torna-se mulher dona do seu corpo, capaz de se superar, mesmo quando perde o protagonismo em algum momento da experiência e não consegue parir. Nesta situação, apesar de sentir-se feliz pelo nascimento do filho, inicia um processo de luto. Sente-se frustrada, ora envergonhada, ora revoltada, percebe sua identidade de mulher e mãe ameaçadas e utiliza estratégias para compensar essa frustração.

Após o parto, a mulher interpreta os eventos vividos, estabelece relações, compreende e ressignifica essa experiência em sua vida. Ressignifica-se como uma pessoa mais forte, capaz de cuidar de si e dos filhos, capaz de alcançar o que deseja e transformada por sua experiência. Mesmo quando se sente frustrada por não ter conseguido parir, ao interpretar, compreender e aceitar sua realidade, ela continua a acreditar que toda mulher tem direito de viver o parto como um evento que fortalece sua feminilidade. Ela compartilha sua experiência, quer ajudar e deseja lutar por este direito, para que outras mulheres se superem, se fortaleçam e experimentem o prazer de parir. Neste contexto, e através dessas vivências, ela sente-se motivada a alterar o rumo de sua vida pessoal e profissional.

8
CONCLUSÃO

De modo consensual, as mulheres que participam de movimentos sociais pela humanização do parto compartilham entre si o significado do parto como experiência de superação e prazer. Esse processo contínuo, ao longo do tempo, é capaz de modificar a estrutura social que sustenta o significado do parto como sofrimento e risco. É capaz, ainda, de ressignificar culturalmente o parto, sendo de grande relevância para países como o Brasil, que tem elevadas taxas de intervenções no parto e, em especial, de cesarianas desnecessárias e indesejadas.

Desde a realização desta pesquisa, uma expansão e um fortalecimento do movimento social pela humanização do parto e do nascimento no Brasil estão ocorrendo de modo crescente. Com a popularização da internet e das mídias sociais, as informações sobre as boas práticas na assistência ao parto e o compartilhamento de experiências entre as mulheres está mais facilitado, contribuindo para a ressignificação cultural do parto como uma experiência positiva.

Em Belo Horizonte ocorreu um aumento expressivo dos grupos de apoio ao parto humanizado e do número de profissionais e serviços que atuam com base nos princípios da humanização da assistência. Assim, observa-se também um aumento crescente do número de mulheres que buscam a experiência do parto normal com assistência humanizada. Percebe-se, atualmente, que, mesmo sem participar de um grupo de apoio ao parto humanizado, a mulher, influenciada pelas informações a que tem acesso, está manifestando o desejo de viver a experiência de parir.

Quero ressaltar que os resultados desta pesquisa também influenciaram, significativamente, minhas escolhas profissionais. Decidi investir intensamente meus esforços na assistência de enfermagem obstétrica para mulheres usuárias do setor de saúde suplementar. Essas mulheres se beneficiam, especialmente, de uma assistência de enfermagem obstétrica no domicílio, para evitar internação hospitalar precoce, intervenções e cesarianas desnecessárias.

A mulher pode permanecer em seu domicílio até uma fase mais adiantada do trabalho de parto ou mesmo parir em casa. A arte de prestar este tipo de assistência obstétrica em domicílio muito me ensinou e ensina a respeitar a fisiologia e a natureza da mulher e do bebê no processo de parir e nascer. Também possibilita desenvolver habilidades de identificar os desvios da normalidade e de reconhecer situações de risco que precisam de intervenções.

Além deste aspecto técnico da assistência da enfermagem obstétrica às mulheres, esta pesquisa promoveu, em mim, uma ampliação da compreensão do significado da experiência do trabalho de parto e do parto na vida da mulher. Assim sendo, gostaria de provocar no leitor a seguinte reflexão: se a experiência do parto possibilita à mulher ressignificar-se, qual é o papel dos profissionais de saúde neste contexto?

Além da influência dos grupos de apoio ao parto humanizado neste processo, esta pesquisa pode contribuir para uma reflexão sobre o papel dos profissionais envolvidos no cuidado à mulher como mais um pilar a ser estruturado no processo de ressignificação cultural do parto como uma experiência positiva.

Em minha prática profissional, entendo que o cuidado prestado deve contemplar a mulher em sua integralidade. Ou seja: Quem é esta mulher? Qual é sua trajetória de vida? Quais desafios já foram superados ao longo da sua vida? Como está sendo sua experiência de gestação? O que espera da experiência de parir? O que espera da experiência de amamentar? Como pretende se preparar para a maternidade? Qual é o espaço da maternidade em sua vida? Tem experiência em cuidar de bebês? Qual é sua rede de apoio? Essas e mais questões não podem ser desconsideradas por nós, profissionais que cuidam da mulher. A compreensão da singularidade de cada mulher, das suas necessidades e dos significados dessa experiência para ela potencializa a prestação de um cuidado qualificado e consequentemente, a vivência de uma experiência positiva. Por fim, encerro este trabalho convidando você, leitor, para uma sensibilização sobre a importância dessa experiência para a mulher e para uma reflexão sobre como podemos potencializar o processo de ressignificação cultural do parto e de ressignificação da mulher na experiência.

REFERÊNCIAS

Almeida JLT. Respeito à autonomia do paciente e consentimento livre e esclarecido: uma abordagem principialista da relação médico-paciente [tese]. Rio de Janeiro: Escola Nacional de Saúde Pública da Fundação Oswaldo Cruz; 1999.

Barbosa GP, Giffin K, Angulo-Tuesta A, Gama AS, Chor D, D'Orsi E et al. Cesarean sections: who wants them and under what circumstances? Cad Saude Publica. 2003;19(6):1611-20.

Barros AJD, Santos ISS, Victora CG, Albernaz EP, Domingues MR, Timm IK et al. Coorte de nascimentos de Pelotas, 2004: metodologia e descrição. Rev Saude Publica. 2006;40(3):1-11.

Belo Horizonte. 2012. [acesso em 2014 jan 25]. Disponível em: http://www.pbh.gov.br/smsa/bhpelopartonormal

Bastos S, Silva AL, Beraldi R. Direito à autonomia em saúde: onde mora a vontade livre? In: Keinert TMM, Paula SHB, Bonfim JRA. As ações judiciais no SUS e a promoção do direito à saúde. São Paulo: Instituto de Saúde; 2009. p. 109-18.

Bétran AP, Merialdi M, Lauer JA, Bing-Shun W, Thomas J, Van Look P et al. Rates of caesarean section: analysis of global, regional and national estimates. Paediatr Perinat Epidemiol. 2007;21(2):98-113.

Brasil. Agência Nacional de Saúde Suplementar. O modelo de atenção obstétrica no setor de saúde suplementar no Brasil: cenários e perspectivas. Rio de Janeiro: ANS; 2008a.

Brasil. Lei nº 8.080, de 19 de setembro de 1990. Dispõe sobre as condições para a promoção, proteção e recuperação da saúde, a organização e o funcionamento dos serviços correspondentes e dá outras providências. Diário Oficial da União 19 set. 1990;

Brasil. Ministério da Saúde. Carta dos direitos dos usuários da saúde. 2ª ed. Brasília: Ministério da Saúde; 2007.

Brasil. Ministério da Saúde. Secretaria de Atenção à Saúde. Área Técnica de Saúde da Mulher. Pré-natal e puerpério: atenção qualificada e humanizada – manual técnico. 3ª ed. Brasília: Ministério da Saúde; 2006.

Brasil. Ministério da Saúde. Secretaria de Ciência, Tecnologia e Insumos Estratégicos. Pesquisa Nacional de Demografia e Saúde da Criança e da Mulher (PNDS) 2006 – relatório. Brasília: Ministério da Saúde; 2008b.

Brasil. Ministério da Saúde. Secretaria de Políticas de Saúde. Área Técnica de Saúde da Mulher. Parto, aborto e puerpério: assistência humanizada à mulher. Brasília: Ministério da Saúde; 2001.

Carroli G, Mignini L. Episiotomy for vaginal birth. Cochrane Database of Systematic Reviews 2009, Issue 1. Art. No.: CD000081. DOI: 10.1002/14651858.CD000081.pub2.

Carneiro RG. Cenas de parto e políticas do corpo: uma etnografia de práticas femininas de parto humanizado [tese]. Campinas: Instituto de Filosofia e Ciências Humanas, Universidade Estadual de Campinas; 2011.

Carvalho VD, Borges LO, Rego DP. Interacionismo simbólico: origens, pressupostos e contribuições aos estudos em psicologia social. Psicologia Ciência e Profissão. 2010;30(1):146-61.

Cassiani SB, Carili MHL, Pelá NTR. A teoria fundamentada nos dados como abordagem da pesquisa interpretativa. Rev Lat Am Enfermagem. 1996;4(3):75-88.

Charmaz K. A construção da teoria fundamentada: guia prático para análise. Porto Alegre: Artmed; 2009.

Charon JM. Symbolic interactionism. 8ª ed. Englewood Cliffs: Prentice-Hall; 2004.

Dias MAB, Domingues RMSM, Pereira APE, Fonseca SC, Gama SGN, Theme-Filha MM et al. Trajetória das mulheres na definição pelo parto cesáreo: estudo de caso em duas unidades do sistema de saúde suplementar do estado do Rio de Janeiro. Cienc Saude Colet. 2008;13(5):1521-34.

Diniz CSG. Humanização da assistência ao parto no Brasil: os muitos sentidos de um movimento. Cienc Saude Colet. 2005;10(3):627-37.

Diniz SG. Gênero, saúde materna e o paradoxo perinatal. Rev bras crescimento desenvolv hum. 2009;19(2):13-26.

Duarte AC. Experiência das mulheres em rede. In: Anais do Seminário BH pelo Parto Normal – Paradoxo Perinatal Brasileiro: mudando paradigmas para a redução da mortalidade materna e neonatal; 2010; Belo Horizonte: Rona; 2010. p. 120-2.

Faúndes A, Pádua KS, Osis MJD, Cecatti JG, Sousa MH. Opinião de mulheres e médicos brasileiros sobre a preferência pela via de parto. Rev Saude Publica. 2004;38(4):488-94.

Fleury-Teixeira P, Vaz FAC, Campos FCC, Álvares J, Aguiar RAT, Oliveira VA. A autonomia como categoria central no conceito de promoção de saúde. Cien Saude Colet. 2008;13(Supl 2):2115-22.

Goer H. Humanizing birth: a global grassroots movement. Birth. 2004;31(4):308-14.

Gomes UA, Silva AA, Bettiol H, Barbieri MA. Risk factors for the increasing caesarean section rate in Southeast Brazil: a comparison of two birth cohorts, 1978-1979 and 1994. Int J Epidemiol. 1999;28(4):679-94.

Graham ID, Carroli G, Davies C, Medves JM. Episiotomy rates around the world: an update. Birth. 2005;32(3):219-23.

Hansen AK, Wisborg K, Uldbjerg N, Henriksen T. Risk of respiratory morbidity in term infants delivered by elective caesarean section: cohort study. BMJ. 2008:36(7635):85-7.

Illich I. A expropriação da saúde: nêmesis da medicina. 4ª ed. São Paulo: Nova Fronteira; 1981.

Jeon Y. The application of grounded theory and symbolic interactionism. Scand J Caring Sci. 2004;18(3):249-56.

Kimura AF, Tsunechiro MA, Angelo M. Teoria fundamentada nos dados. In: Praça NS, Merighi MAB. Abordagens teórico-metodológicas qualitativas. Rio de Janeiro: Guanabara Koogan; 2003. p. 39-45.

Lansky S. Gestão da qualidade e da integralidade do cuidado em saúde para a mulher e a criança no SUS-BH: a experiência da comissão perinatal. Rev Tempus Actas Saúde Col. 2010;4(4):191-9.

Lavender T, Hofmeyr GJ, Neilson JP, Kingdon C, Gyte GML. Caesarean section for non-medical reasons at term. Cochrane Database of Systematic Reviews. In: *The Cochrane Library 2009*, Issue 12, Art. No. CD004660. DOI: 0.1002/14651858. CD004660.pub3.

Leão MRC, Ferreira DB, Tolentino EO, Dias JSC, Riesco MLG. Perfil das gestantes que participam da Organização Não Governamental Bem Nascer. In: Anais do 7º Congresso Brasileiro de Enfermagem Obstétrica e Neonatal e 1º Congresso Internacional de Enfermagem Obstétrica e Neonatal; 2011 jul. 6-8; Belo Horizonte, MG. Abenfo-Seção-MG; 2011. p. 3922.

Leão MRC, Riesco MLG, Schneck CA, Angelo M. Reflexões sobre o excesso de cesarianas no Brasil e a autonomia das mulheres. Cien Saude Colet. 2013;18(8):2395-400.

MacDorman MF, Declercq E, Menacker F, Malloy MH. Infant and neonatal mortality for primary cesarean and vaginal births to women with "no indicated risk", United States, 1998-2001, birth cohorts. Birth. 2006;33(3):175-82.

Mazzoni A, Althabe F, Liu NH, Bonotti AM, Gibbons L, Sánchez AJ, Belizán JM. Women's preference for caesarean section: a systematic review and meta-analysis of observational studies. BJOG. 2011;118(4):391–9.

Nagahama EEI, Santiago SM. A institucionalização médica do parto no Brasil. Cien Saude Colet. 2005;10(2):651-7.

NIH-National Institutes of Health (EUA). NIH State-of-the-Science Conference: cesarean delivery on maternal request. Maryland: NIH; 2006.

Nogueira AD, Lessa C. Mulheres contam o parto. São Paulo: Itália Nova; 2003.

Nur L, Creedy D. A comprehensive systematic review of factors influencing women's birthing preferences. JBI Library of Systematic Reviews 2012;10(4):232-306.

Praça NS, Merighi MAB. Abordagens teórico-metodológicas qualitativas. Rio de Janeiro: Guanabara Koogan; 2003. Pesquisa qualitativa em enfermagem; p.1-3.

Pires D, Fertonani HP, Conill EM, Matos TA, Cordova FP, Mazur CS. A influência da assistência profissional em saúde na escolha do tipo de parto: um olhar sócio antropológico na saúde suplementar brasileira. Rev Bras Saude Matern Infant. 2010;10(2):191-7.

Potter JE, Berquó E, Perpétuo IHO, Leal OF, Hopkins K, Souza MR et al. Unwanted caesarean sections among public and private patients in Brazil: prospective study. BMJ. 2001;323(7322):1155-8.

Potter JE, Faúndes A, Hopkins K, Perpétuo IHO. Women's autonomy and scheduled cesarean sections in Brazil: a cautionary tale. Birth. 2008;35(1):33-40.

OECD-Organisation for Economic Co-operation and Development (OECD). Health care activities. Surgical procedures by ICD-9-CM, Caesarean section, Procedures per 1000 live births: 1990-2010. [acesso em 2012 abr 2]. Disponível em: http://www.oecd.org/dataoecd/52/42/49188719.xls#'C-sections'!A1

Ramachandrappa A, Jain L. Elective cesarean section: its impact on neonatal respiratory outcome. Clin Perinatol. 2008;35(2):373-93.

Rattner D. Humanização na atenção a nascimentos e partos: ponderações sobre políticas públicas. Interface comun saúde educ. 2009;13(supl I):759-68.

RIPSA-Rede Interagencial de Informações para a Saúde. Indicadores e dados básicos para a saúde – 2007: nascimentos no Brasil. [acessado 2008 out 9]. Disponível em: http://tabnet.datasus.gov.br/cgi/idb2007/tema.pdf

Salgado HO. A experiência da cesárea indesejada: perspectivas das mulheres sobre decisões e suas implicações no parto e nascimento [dissertação]. São Paulo: Faculdade de Saúde Pública, Universidade de São Paulo; 2012.

Santos TT. Evidências de indução de demanda por parto cesáreo no Brasil [tese]. Belo Horizonte: Universidade Federal de Minas Gerais; 2011.

São Paulo. Ministério Público Federal. Ação civil pública em face da Agência Nacional de Saúde Suplementar. [acesso em 2012 mar 8]. Disponível em: http://www.partodoprincipio.com.br

Silva AAM, Bettiol H, Barbieri MA, Brito LGO, Pereira MM, Aragão VMF et al. Which factors could explain the low birth weight paradox? Rev Saude Publica. 2006;40(4):648-55.

Silva IA. Construindo perspectivas sobre a assistência em amamentação: um processo interacional [tese livre-docência]. São Paulo: Escola de Enfermagem, Universidade de São Paulo; 1999.

Soares JCRS, Camargo Júnior KR. A autonomia do paciente no processo terapêutico como valor para a saúde. Interface Comun Saúde Educ. 2007;11(21):65-78.

Sodré TM, Bonadio IC, Jesus MCP, Merighi MAB. Necessidade de cuidado e desejo de participação no parto de gestantes residentes em Londrina-Paraná. Texto & Contexto Enferm. 2010;19(3):452-60.

Sodré TM. Necessidade de cuidado e de participação no parto: a voz de um grupo de gestantes de Londrina-PR [tese]. São Paulo: Escola de Enfermagem, Universidade de São Paulo; 2010.

Souza MR. Parto: entre o desejo e a realização. In: Anais do XIII Encontro Nacional de Estudos Populacionais; 2002; Ouro Preto: Associação Brasileira de Estudos Populacionais; 2010. [acesso em 2012 mar 8]. p. 1-25. Disponível em: http://www.pbh.gov.br/smsa/bhpelopartonormal/estudos_cientificos/arquivos/parto_entre_o_desejo_e_a_realizacao.pdf

Strauss A, Corbin J. Pesquisa qualitativa: técnicas e procedimentos paro o desenvolvimento da teoria. 2ª ed. Porto Alegre: Artmed; 2008.

Tesser CD. Medicalização social: o excessivo sucesso do epistemicídio moderno na saúde. Interface Comun Saúde Educ. 2006;10(19):61-76.

Villar J, Valladares E, Wojdyla D, Zavaleta N, Carroli G, Velazco A et al. Caesarean delivery rates and pregnancy outcomes: the 2005 WHO global survey on maternal and perinatal health in Latin America. Lancet. 2006;367(3):1819-29.

Viswanathan M, Visco AG, Hartmann K, Wechter ME, Gartlehner G, Wu JM et al. Cesarean delivery on maternal request: evidence report/technology assessment [relatório de pesquisa na Internet]. Rockville (MD): RTI International, University of North Carolina, Evidence-based Practice Center; 2006. n. 133. 138 p. [acesso em 2012 abr. 2]. Disponível em: http://www.ahrq.gov/downloads/pub/evidence/pdf/cesarean/cesarreq.pdf

WHO-World Health Organisation. Appropriate technology for birth. Lancet. 1985; 2(8452):436-7.

Zorzan BAO. Informação e escolhas no parto: perspectivas das mulheres usuárias do SUS e da saúde suplementar [dissertação]. São Paulo: Faculdade de Saúde Pública, Universidade de São Paulo; 2013.